Д.В. Нестерова

Тай-цзи – путь к совершенству

Система оздоровления
и боевого искусства

РИПОЛ
КЛАССИК
МОСКВА, 2004

УДК 796.4
ББК 75.6
Н56

Нестерова Д. В.

Н56 Тай-цзи — путь к совершенству: Система оздоровления и боевого искусства.— М.: РИПОЛ классик, 2004.— 192 с.: ил.— (Восток — дело тонкое).

ISBN 5-7905-2717-5

Китайская гимнастика тай-цзи является частью уникальной системы, охватывающей не только область медицины и культуры, но и философии, этики и эстетики. Глубинный смысл тай-цзи известен только посвященным, и раскрыть его пока что не смогли ни философы, ни историки, тщательно изучавшие трактаты древних мудрецов. Современным исследователям удалось лишь слегка приоткрыть таинственную завесу тай-цзи и узнать, какие секреты вложили в эту гимнастику ее создатели.

Разгаданные и неразгаданные тайны, история развития стилей, оздоровительные и боевые упражнения тай-цзи — обо всем этом, а также о многом другом можно прочитать на страницах данного издания.

УДК 796.4
ББК 75.6

ISBN 5-7905-2717-5

ВВЕДЕНИЕ

Тай-цзи — путь к совершенству

Многие люди, впервые познакомившись с гимнастикой тай-цзи и прочитав о великих мастерах этого направления ушу, задаются вопросом: зачем надо заниматься тай-цзи и какая от этих тренировок польза? Интересно, что, хотя этот вопрос для китайской культуры не требует ответа, поскольку проблема приобщения к собственной традиции вообще равна проблеме смысла существования человека на земле, китайские мастера с большой охотой рассуждают, для чего людям нужно обучаться тай-цзи.

Во-первых, гимнастикой тай-цзи следует заниматься для укрепления здоровья. Кстати, именно так формулировал цель занятий основатель стиля Ян Лучань. Во-вторых, искусство тай-цзи — это эффективный способ боя. Хотя на первый взгляд могут показаться странными плавные, медленные движения, небольшое количество ударов, умиротворенное состояние противников, лица которых не выражают никаких эмоций (все это мало походит на боевую ситуацию), однако большинство специалистов по восточным единоборствам в один голос утверждают, что тай-цзи — это самое эффективное боевое искусство в мире.

Стоит отметить, что тай-цзи — прекрасная гимнастика для суставов, которой могут заниматься люди любого возраста. Упражнения тай-цзи способствуют гармоничному развитию тела и укреплению духа. Во всем мире тай-цзи имеет репутацию прекрасного профилактического, а зачастую и лечебного средства от многих хронических заболеваний.

Со стороны медленные и очень красивые движения этой гимнастики могут показаться необычным, замысловатым танцем. Причем люди непосвященные думают, что упражнения тай-цзи не что иное, как свободный и произвольный танец, который легко может исполнить любой человек. Но они сильно заблуждаются, поскольку формы тай-цзи — это не произвольные движения рук, ног и туловища. У опытного специалиста все движения отработаны до автоматизма и выполняются так же четко, как, например, йоговские асаны.

Кстати, не случайно тай-цзи называют еще китайской йогой. Во время выполнения большинства упражнений этой гимнастики невидимая жизненная энергия ци, циркулируя по энергетическим меридианам, приводит весь организм в гармоничное состояние. Кроме того, правильные движения регулируют дыхание и освобождают человека от навязчивых мыслей.

Если заниматься этой гимнастикой регулярно и достаточно долго, то как бы сами собой решаются многие проблемы. Осваивая тай-цзи шаг за шагом, человек учится, казалось бы, самым элементарным вещам: правильно дышать, передвигаться, есть, спать, думать и даже не думать. Другими словами, то, что до начала занятий ему видится простым, обыденным, в процессе освоения теории и практики тай-цзи уже требует иного подхода, из которого вырастает новый уровень естественности и простоты.

Искусство тай-цзи не может быть оторвано от повседневной жизни. Каждый, кто серьезно занимается тай-цзи, рано или поздно ощущает влияние этого искусства на свою жизнь. Ведь человек, как считают великие мастера тай-цзи, просто не может быть в зале, где он изучает тай-цзи, одним, а дома и на работе — другим. Поэтому, только взяв под контроль всю свою жизнь, можно стать «человеком тай-цзи», мастером дао, то есть личностью, сознательно сотрудничающей с тем многообразным миром, который нас окружает, а значит, и со своим высшим Я.

ГЛАВА 1

Истоки тай-цзи

Китайские гимнастики являются частью уникальной системы, охватывающей не только область медицины и культуры, но и философии, религии, этики и эстетики. К сожалению, глубинный смысл китайской оздоровительной гимнастики не раскрывают ни многочисленные исследования философов и востоковедов, ни изыскания авторов изданий на данную тему, собиравших мудрость по крупицам в древних писаниях великих мастеров, чьи трактаты изобилуют не всем понятными символами. Поэтому, говоря о тай-цзи, мы не будем пытаться раскрывать тайны, известные только посвященным, а попробуем разобраться в теоретической базе китайских гимнастик — традиционной натурфилософии, которая по своей сути является чисто практическим учением, поскольку секрет всех чудес китайских методов оздоровления кроется не в волшебных мантрах и заклятиях, а в самом человеке, в неисчерпаемых ресурсах его организма.

Философские воззрения даосских мудрецов

Философские суждения даосских мыслителей Древнего Китая, которые нашли отражение как в гуманитарных, так и в естественных науках, являются краеугольным камнем всех дальневосточных систем психофизического тренинга.

Согласно учению даосов, поскольку все в этом мире — порождение Земли и Неба, то и природа человека есть порождение Земли и Неба. В начале бытия прозрачный эфир отделился от хаоса и, поднявшись, образовал Небо, а мутный опустился и образовал Землю. Во взаимодействии цзин (микрочастиц) Неба и Земли возникли инь и ян — силы тьмы и света, холода и тепла, зла и добра, неразрывно соединенные друг с другом.

Когда доминирование инь сменяется преобладанием ян, эти начала проходят стадию тай-цзи, Великого Предела, а затем движение идет в противоположном направлении. А поскольку движение во Вселенной, условно отождествляемое с символом спирали, вечно, процесс этот бесконечен.

Пребывать в состоянии покоя может только условный центр Вселенной, от которого концентрическими волнами распространяется движение и само бытие. Если человек мысленно представит себя таким центром мироздания, точкой в середине круга, то он обретет не только уверенность в своих силах, но и полную гармонию души и тела.

В одном из сказаний говорится, что легендарный древнекитайский мыслитель Лао-цзы родился в 1358 году до нашей эры и его матерью была божественная Нефритовая дева (Юйнюй). В 156 году до нашей эры в честь Лао-цзы был установлен официальный культ, а несколько позднее в так называемой народной религии Лао-цзы (Лаоцзюнь) стал одним из трех высших божеств в пантеоне наряду с Нефритовым императором (Юйхуань шанди) и Великим Первоначальным (Тай ши).

Теоретический фундамент даосизма был заложен в I тысячелетии до нашей эры великими философами Ле-цзы, Лао-цзы и Чжуан-цзы. Вся концепция даосизма основывается на тезисе о соотношении сил инь и ян, поскольку, как написано в древних трактатах, «от них берут начало четыре времени года и бесчисленное множество вещей».

По теории даосизма, все одушевленные и неодушевленные предметы в органической и неорганической природе созданы из одного материала и являются материальной субстанцией и видимой манифестацией жизненной энергии ци.

Каждый источник дает свою трактовку термина «ци»: воздух, дыхание, эфир, дух, животворящая энергия, жизненная сила, среда взаимодействия инь и ян, конструирующий материал бесчисленных форм вещей, процессов и явлений. Энергия ци может быть двух разновидностей — грубая, образующая материальные сущности, и тонкая, образующая духовные сущности. Очищенная ци переходит в шэнь (дух), становясь тем самым движущей силой мироздания.

В организме человека очищение ци возможно только при помощи специальных психофизических упражнений, которые в конечном результате приводят не только к чисто физическому, но и к духовному оздоровлению личности. Кстати, очищение ци в религиозных даосских обществах, а также во всех серьезных школах ушу всегда считалось необходимой предпосылкой «восхождения». «Природа человека рождается из Неба, характер человека рождается из ци. Если ци чистое, то характер чистый, если ци грязное, то и характер грязный», — писал Чэнь Ичуань (X–XI века).

Стоит отметить, что ци обуславливает характер не только человека, но и конкретного общества. Кроме того, ци определяет дух как настоящего, так и прошлого и будущего времен, которые связаны между собой невидимыми потоками биоэнергии.

Общепринятым в китайской философии является представление о ци как о протовеществе, из которого состояла Вселенная в исходной ступени своего формирования, именуемой тай-цзи.

Ци — это основа жизни. Ослабление ци влечет за собой различные болезни, а ее отсутствие — смерть.

В классических трактатах ци порой рассматривается как вселенский энергетический океан, а человек — как застывшие капли влаги, обреченные со временем вернуться в свое исконное состояние. Ци в своей энергетической сущности однородна и состоит из микрочастиц, называемых цзин. Все соединения цзин имеют мириады форм, которые образуются из условно выделенных пяти первоэлементов (стихий). Вот что написано о пяти стихиях в «Книге историй» («Шу цзин»), датируемой V веком до нашей эры: «Первое начало — вода, второе — огонь, третье — дерево, четвертое — металл и пятое — земля. Постоянная природа воды — быть мокрой и течь вниз; огня — гореть и подниматься вверх, дерева — поддаваться сгибанию и выпрямлению; металла — подчиняться внешнему воздействию и изменяться».

И хотя эти концепции выглядят на первый взгляд примитивными, они играют огромную роль в даосской философии и лежат в основе всех китайских систем психофизического тренинга. Кстати, особенность китайского мировосприятия как раз и заключается в том, что, казалось бы, самые простые мысли служат символом сложнейших многоплановых образов.

Учение о пяти первоэлементах

Классическую последовательность первоэлементов впервые сформулировал живший во II веке до нашей эры философ Дун Чжуншу: «Дерево рождает огонь, огонь рождает землю, земля рождает металл, металл рождает воду, вода рождает дерево. Это и есть существующие между ними родственные отношения. Дерево находится вверху, металл внизу, огонь впереди, вода сзади, земля в середине».

Пять первоэлементов, которые в китайской философии называются у син, образуются «из разделения ци Неба и ци Земли» в процессе взаимодействия сил инь и ян. Ход вселенских метаморфоз, на которые ориентирована вся система тай-цзи, определяет сочетание стихий.

Первоэлементы имеют соответствия как во внутренних органах человека, так и во всех его пяти чувствах, образуя пятеричные ряды звуковых, цветовых, вкусовых, обонятельных и осязательных ощущений. Усиливая в организме одни стихии и подавляя другие, даосы научились управлять их игрой. Но прежде, чем научиться делать это, они постигли Естественный порядок вещей, Великое Дао, всеобщий Путь развития жизни.

В китайской философии, в отличие от древнегреческой, первоэлементы являются не материальными субстанциями, а определенными классификационными позициями. Связи между ними обусловливают направление и развитие каких-либо процессов.

Группа символов пяти стихий является универсальной классификационной схемой и может обозначать, например, различные шаги или действия в любом ритмическом процессе (суточном, годовом и т. д.). Так, дерево символизирует начало, подъем, утро, весну, оно порождает огонь, который обозначает разгар любого процесса, полдень, лето. Затем наступает состояние гармонии, баланса, символом которого является земля, соответствующая долгому лету. За летом приходит осень — металл. Далее следует символ ночи и зимы — вода.

Рассматривая схему стихий не по окружности, а по контуру звезды (через один шаг), мож-

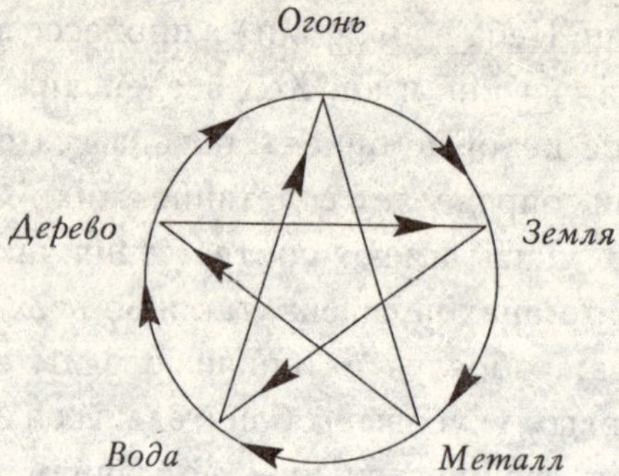

Схема взаимопорождения и взаимоподавления пяти стихий

но заметить, что вместо порождения идет подавление: дерево подавляет землю, земля — воду и т. д.

Все пять стихий связаны и со сторонами света. Огонь означает юг, вода — север, дерево — восток, а металл — запад. Центральным элементом, объединяющим все остальные, является земля. Каждый из элементов соотносится с конкретными образами и понятиями, что можно проследить по таблице.

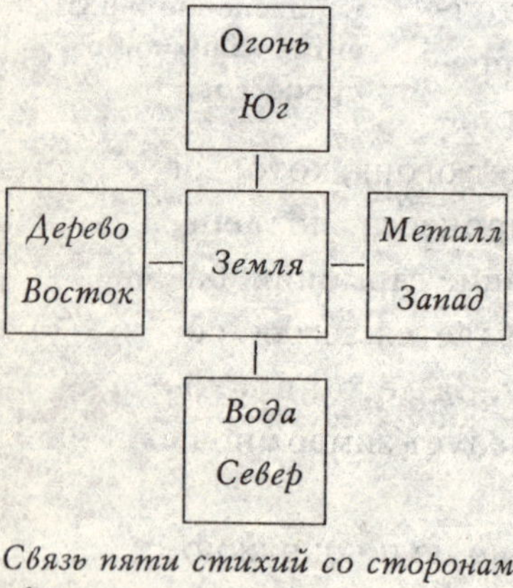

Связь пяти стихий со сторонами света

Схемы взаимодействия пяти элементов, а также таблица их соответствий помогают объяснять занимающемуся китайской гимнастикой логику выполнения упражнений, особенности необходимого режима питания, поведения и распорядка дня.

Основные соответствия пяти элементов

Соответствие	Дерево	Огонь	Земля	Металл	Вода
Сторона света	Восток	Юг	Центр	Запад	Север
Время года	Весна	Лето	Долгое лето	Осень	Зима
Климатический фактор	Ветер	Жара	Влага	Сухость	Холод
Процесс развития	Рождение	Рост	Зрелость	Старость	Смерть
Органы инь	Печень	Сердце	Селезенка	Легкие	Почки
Органы ян	Желчный пузырь	Тонкая кишка	Желудок	Толстая кишка	Мочевой пузырь
Ткани	Мышцы и сухожилия	Кровеносные сосуды	Клетчатка	Кожа	Кости
Органы чувств	Глаза	Язык	Ротовая полость	Нос	Уши
Цвет	Зеленый, голубой	Красный	Желтый	Белый	Черный
Вкус	Кислый	Горький	Сладкий	Острый	Соленый

Тайна схемы Великого Предела

Существует предположение, что известное ныне графическое изображение тай-цзи в виде черной и белой «рыбок», соединенных в круге и символизирующих силы инь и ян, получило распространение в VII–VIII веках под влиянием буддийских мандал.

В своем графическом выражении понятие Великого Предела широко распространилось в народных верованиях и мифологии, где самостоятельно либо, чаще, вместе с восемью триграммами стало частью картин-талисманов, оберегающих людей от нечистой силы.

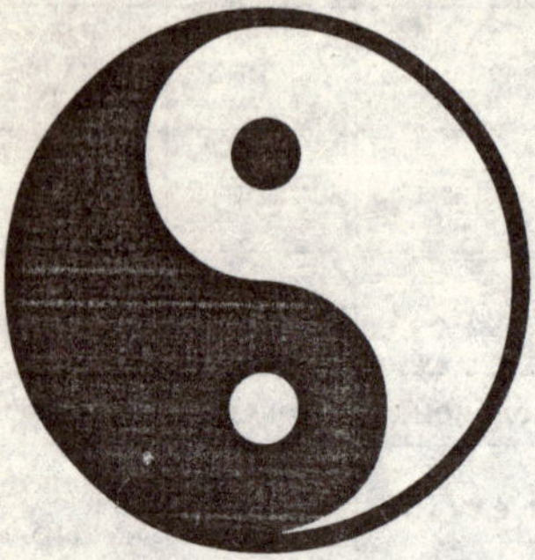

Схема Великого Предела

В настоящее время для многих людей этот знак является символом чего-то таинственного и непостижимого. Но так ли загадочен этот рисунок, как кажется на первый взгляд? Оказывается, нет. Как уже говорилось, Вселенная — это не хаотичное нагромождение предметов и явлений, а сочетание великого множества пар противоположных элементов инь и ян. И поскольку Вселенная и человек есть единая система, подчиняющаяся одним и тем же законам развития, то для изображения модели мира подходит только некое замкнутое пространство — такая геометрическая фигура, которая могла бы отразить внутреннюю гармонию и совершенство этого мира. Разумеется, самой подходящей фигурой для этого является круг.

Сразу же возникает вопрос: почему схема тай-цзи сложена из черной и белой половинок? Этому тоже есть объяснение. Ведь инь и ян — зеркальное отражение друг друга, то есть каждая вещь, явление и качество имеют свою противоположность, свой антипод, свое отрицание, что, кстати, вовсе не означает, что сами эти вещи, явления и качества абсолютны в своей чистоте.

Как известно, в мире нет ничего абсолютного. Рассматривая схему Великого Предела, нетрудно заметить, что в каждой половинке есть и узкое и широкое, и плавный изгиб и острый угол. Это и есть диалектика жизни, точнее сказать, половины ее, поскольку существует еще и антипод, который не только отвергает, но и дополняет жизнь, становясь своего рода залогом ее гармонии. Таким образом, черная и белая половинки складываются в круг как олицетворение совершенства.

Белая точка в черной половинке круга и симметричная ей черная в белой означают, что инь и ян присутствуют друг в друге.

Слияние инь и ян рождает новое качество, а их взаимодействие обладает вечной животворной силой. В этом, как утверждали древние китайские мудрецы, и заключен великий закон жизни...

Когда внимательно всматриваешься в схему тай-цзи, возникает ощущение того, что черная и белая половинки круга вот-вот закружатся по часовой стрелке, выталкивая друг друга и вместе с тем устремляясь друг за другом, спеша занять соседнее место и в то же время уступая свое.

В древнем трактате написано: «Ян, достигая предела, превращается в инь; инь, достигая предела, превращается в ян».

Другими словами, инь и ян взаимопроникаемы, они постоянно переходят одно в другое: если инь убывает, то ян прибывает, и наоборот. При этом инь и ян, хотя и противоположны, но не борются, а взаимопритягиваются и взаимоотталкиваются, то есть их взаимодействие можно уверенно назвать взаимодвижением.

Итак, инь и ян обречены на вечное сосуществование и бесконечную череду превращений друг в друга. И невольно возникает вопрос: где же в этом вихре вечной жизни сам Великий Предел — тот Абсолют, к слиянию с которым должен стремиться человек? На этот вопрос пока нет ответа. Это тайна, которую знают лишь посвященные.

Интересно, что прототипы схемы Великого Предела обнаруживаются в древнейших произведениях китайской культуры, восходящих к неолиту, а ее последний вид был либо выработан, либо рассекречен и распространен в эпоху Сун (X–XII века). Кстати, западные интерпретаторы усматривают в этом рисунке фундаментальную для всей мировой культуры схему логарифмической спирали. А Нильс Бор, например, признал в нем наилучшую иллюстрацию для своего физического принципа соответствия.

Возможно, Абсолют находится в центре магического круга, к которому центростремительная сила гонит инь и ян. А быть может, в линии окружности, без которой нет целого, или же в изящной линии границы черного и белого, плюса и минуса, инь и ян...

Великие китайские мыслители прошлого утверждали, что окружность, ее центр и границу инь и ян необходимо искать в себе, в своих чувствах и движениях тела. Только нашедший их и приведший в согласие инь и ян может обрести внутреннюю гармонию и увидеть в окружающем мире диалектику древнего символа Великого Предела.

«Книга перемен»

Поскольку в древности на Востоке не было строгого деления на религию, философию и науку, даосизм, подобно, например, иудаизму, сочетал в себе свойства религиозного учения, научной теории, философии, а также этических доктрин, влияющих на государственный уклад жизни. Даосизм был своего рода наукой жизни, основы которой фиксировались в письменных источниках, причем зачастую в закодированном виде.

Согласно современным научным представлениям, все сущее состоит из атомов, и для их материального проявления необходимо равновесие энергетических потенциалов, то есть положительных и отрицательных сил, в результате чего достигается баланс, за счет которого и существует материя. Эти закономерности были открыты еще на заре китайской цивилизации. В «Книге перемен» давалось описание природы Вселенной, включая человеческую жизнь, как взаимодействие уравновешенных, но противостоящих сил.

Так, первым «священным писанием» Китая явилась «И цзин» («Книга перемен»), в которой все суждения древних мудрецов о мире и человеке выражались в виде математических и образных символов.

Входящий в название «И цзин» иероглиф «и» («перемены») обозначает главную идею этого памятника древней китайской литературы — всеобщую изменчивость и постоянное движение проявления дао.

Стоит отметить, что «Книга перемен» на протяжении многих тысячелетий была своего рода фундаментом традиционной китайской философии, медицины, астрономии и воинских искусств.

Согласно «Книге перемен», жизнь — это бесконечная цепь метаморфоз, порожденных взаимодействием и борьбой инь и ян, сил света и тьмы, жары и холода...

Все возможные варианты превращений обозначаются в «Книге перемен» графическим шифром, или триграммами (гуа) — знаками-символами из трех линий разной длины.

Сначала было создано 8 триграмм, прикрепленных к конкретным кругам понятий и получивших определенные названия: творчество, исполнение, возбуждение, погружение, пребывание, утончение, сцепление и разрушение. Как уже говорилось, разделившийся на два тай-цзи образует инь и ян, а деление каждого из

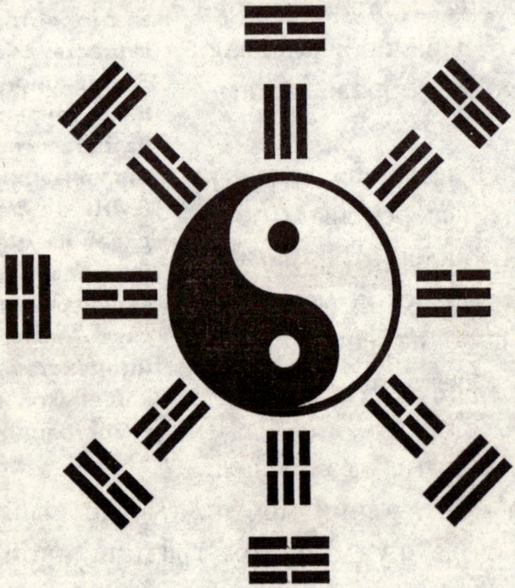

Триграммы и гексаграммы «Книги перемен»

них на два также образует инь и ян, то есть уже 4 «образа». Деление же «образов» на два дает 8 триграмм — графических комбинаций из 3 черт, где целая черта символизирует ян, а прерванная — инь.

В эту схему триграмм легко вписывается любой жизненный процесс. Эти же триграммы служат ориентирами восьми сторон света и олицетворяют космологическую структуру макро- и микромиров.

Продолжая деление на два, получают 64 гексаграммы, где нечетные знаки относятся к ян, а четные — к инь.

На графической схеме гексаграммы располагают двумя концентрическими кругами, а в середине помещают символ Великого Предела (тай-цзи). Иногда гексаграммы располагают квадратом.

Множественность вариантов «перемен» достигается путем смещения кругов относительно друг друга. Особенности гексаграммы, а значит,

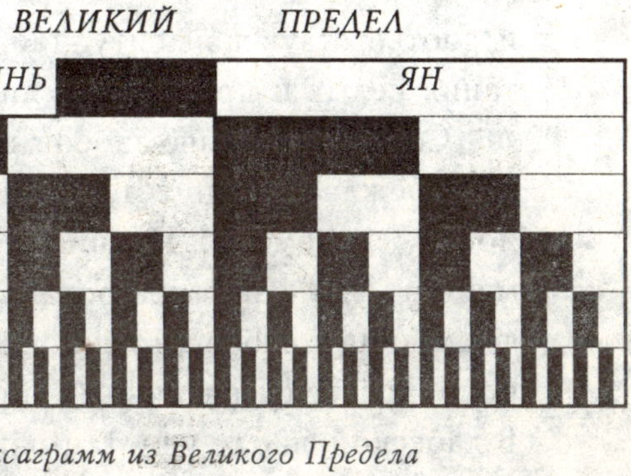

Образование 64 гексаграмм из Великого Предела

64 гексаграммы «Книги перемен»

и соответствующей ситуации зависят от сочетания целых и прерванных линий.

Согласно учению даосов, в жизненной борьбе побеждает лишь тот, кто постиг закономерности «перемен». Изучив «Книгу перемен», мастера ушу сформулировали правила уравновешивания полюсов, то есть компенсации активного действия пассивным противодействием. В даосской школе ушу тай-цзи цюань, которую в настоящее время называют просто тай-цзи, каждое движение обязательно дополняется противоположным.

Плавный переход с одного движения на другое и непрерывная их смена уподобляются течению спокойной равнинной реки, уверенно преодолевающей любые препятствия. При этом каждому движению, соотнесенному со сторонами света и пятью стихиями, соответствует одна из 64 гексаграмм.

Постижение дао

Согласно учению даосов, в основе миропорядка заложена идея изначальной Пустоты, математическим символом которой является нуль, пространственным — круг, а умозрительным — ничто. И если сумма и произведение всех предметов и явлений равны нулю, то и каждая вещь равна нулю, то есть является мнимой. Из этого построения следует, что Вселенная равна человеку, точно так же, как и человек равен Вселенной, и если он найдет правильный Путь, то может приобрести всю ее мощь.

Основная цель приверженцев даосизма — достичь единства с первоосновой мира и посредством психофизических тренингов обрести бессмертие.

Вот что сказано о понятии дао в трактате «Хуайнань-цзи» (II век до нашей эры): «Дао покрывает небо, поддерживает землю, развертывает четыре стороны света, раскрывает восемь пределов... Сжатое — способно расправляться, темное — способно быть светлым, мягкое — способно быть твердым...

В природе все и без насилия согласно с дао, и без уговоров проникнуто благом... На разум опирается и кончик осенней паутинки, и целостность всего огромного космоса. Благо дао приводит в согласие небо и землю, в гармонию инь и ян, согласует пять первоэлементов...»

Таким образом, в даосской системе ценностей природа дао символизирует мировую гармонию, баланс и порядок, а человек, прежде чем приобщиться к гармонии, должен овладеть разлитой в себе энергией ци, научиться управлять ею, уметь впитывать ее из космоса и отдавать окружающим. Но, управляя ци, необходимо вызволить дух шэнь и всеми силами стремиться к просветлению.

Однако просветленный шэнь и очищенная ци могут присутствовать только в достойном вместилище, и потому каждый человек, стремящийся к обретению гармонии, должен заботиться о своем теле путем специального психофизического тренинга.

Даосы воспринимали мир в его единстве, избегая столь характерного для западного мышления деления на хорошее и плохое, красивое и уродливое...

«Вследствие того, что существует правда, существует неправда; вследствие того, что существует неправда, существует правда, — писал Чжуан-цзы. — Именно поэтому совершенномудрый не следует этому различию, а сообразуется с природой и следует естественному течению».

Основа основ даосского учения о мироздании — это вечное движение в космическом вихре пяти стихий. Единственная цель истинного даоса — это постижение дао и следование ему в потоке бытия. При этом способы достижения этой цели могут быть различными: психофизический тренинг, практика воинского искусства, медитация и даже сложение стихов и составление букетов.

В трактате Чжуан-цзы написано: «Прошедших лет нельзя начать сначала, времени нельзя остановить. Вещи то уменьшаются, то увеличиваются, то наполняются, то пустеют; прекращают свое существование и начинают его сызнова. Поэтому говорят о стремлении к справедливости великого дао и рассуждают о естественном законе всех вещей. Жизнь всех вещей стремительна, как галоп коня; нет в ней ни единого движения, которое не вызывало бы изменений, нет ни единого момента, который не приносил бы перемен».

Школы так называемого мягкого, или внутреннего, направления, среди которых особенно выделяется сформировавшийся в эпоху позднего Средневековья стиль тай-цзи, породила даосская ветвь ушу. В тай-цзи, как и во многих других стилях мягкого направления, упор в тренировке делается на развитие энергетических ресурсов организма и на управление энергией ци.

Как же постичь этот «естественный закон»? Что необходимо делать человеку, чтобы познать дао? Сами даосы утверждали, что ничего для этого предпринимать не надо, точнее, не стоит делать ничего лишнего: нельзя суетиться, вести борьбу с сильнейшим, давать волю негодованию и ярости, а также нельзя пытаться идти против течения. Бороться можно, лишь тщательно взвесив соотношение сил и выявив слабые места противника. Это, как утверждали даосы, и есть закон жизни — наука выживания.

Чжуан-цзы утверждал: «Тот, кто познал дао, непременно постигнет закон природы и непременно овладеет умением соответствовать положению вещей... Человека совершенных моральных качеств огонь не может обжечь, вода — утопить; ни холод, ни жара не могут причинить ему вреда; ни птицы, ни звери не могут его погубить. Это не означает, что он пренебрегает опасностями. Это говорит только о том, что он тщательно изучает безопасное и опасное; сохраняет спокойствие в беде и счастье; осторожно относится к своему уходу и приходу...»

Правильное понимание дао и воплощение его пути в жизнь получило в даосской философии название «дэ». Согласно Лао-цзы, обладание дэ равносильно достижению органического слияния с природой: «Кто содержит в себе совершенное дэ, тот похож на новорожденного... Он совершенно гармоничен».

Постигнув дао, надо следовать ритму вселенских метаморфоз и согласовывать все свои действия с изменениями в окружающем мире. А следование естественному ходу вещей возможно благодаря Пустоте. «...Пустота есть начало всех вещей, — написано в трактате «Гуань-цзы» (I век до нашей эры), — поэтому благодаря пустоте сердца совершенномудрый может стать властелином Поднебесной». Как уже говорилось, Пустота, согласно учению даосов, — основа мироздания.

Пустота первична, а все имеющие форму тела вторичны.

Применительно к психофизическому тренингу тай-цзи Пустота служит воплощением Абсолюта, то есть истинного, не замутненного страстями восприятия реальности. Залогом же внутренней гармонии является невозмутимость растворившегося в Пустоте духа.

«Вся тьма вещей не заслуживает того, чтобы из-за нее тревожить сердце... Сердце мудрого в покое — это зеркало Неба и Земли, зеркало всей тьмы вещей, — писал Чжуан-цзы. — Ведь пустота, покой, безмятежность, безразличие, уединение, тишина, недеяние — это уровень Неба и Земли, высшее в природных свойствах».

Важнейший аспект учения даосов о невозмутимости духа — это преодоление всех страхов, в том числе и страха смерти (осознание ее неизбежности). Чжуан-цзы писал, что «настоящий человек древности не знал ни любви к жизни, ни ненависти к смерти, поскольку смерть и жизнь — это неминуемая судьба. Они так же естественны, как естественна смена дня и ночи». Однако даосы не пропагандировали полного отказа от всех радостей жизни, они лишь пытались сказать людям, что обрести внутреннюю гармонию способен лишь тот человек, чье сознание свободно от страха смерти, поскольку этот страх в любом китайском боевом искусстве или оздоровительной гимнастике подобен искусственному тормозу, сдерживающему силы и энергию человека, стремящегося достигнуть полного очищения ци, научиться управлять своей жизненной энергией, обрести идеальное соответствие всех первоэлементов и слиться с природой.

Слияние с природой даст человеку единство мировосприятия, которое и является залогом духовного и физического совершенства. В трактате Чжуан-цзы написано, что «совершенный человек добивается единства своей природы, чистоты ци, полноты свойств, чтобы проникать в процесс создания вещей». При этом понятие совершенства, согласно даосизму, — это наибольшая эффективность при наименьшем расходе сил. «Великое совершенство похоже на несовершенное, — писал Лао-цзы, — но его действие не может быть нарушено; великая Пустота похожа на полноту, но ее действие неисчерпаемо».

Путь к постижению дао лежит через трудный многолетний тренинг. Только познавший дао становится настоящим мастером — носителем частного знания, а оно есть частица общего знания, посредством которого человек приобщается к великому дао природы.

Энергетические ресурсы организма

Трудно спорить с тем, что китайская медицина в корне отличается как от западных, так и ближневосточных медико-биологических учений. Если бы Гиппократ, Гален и Авиценна ознакомились, например, с трактатом Хуан-ди, то скорее всего сильно возмутились бы и сочли бы учение китайского мудреца по меньшей мере шарлатанством. С другой стороны, знаменитые китайские лекари, изучив сочинения Гиппократа, назвали бы его наивным мечтателем.

В чем же причина столь кардинально разных взглядов? Ведь каждый человек, независимо от расы и национальности, имеет одинаковое анатомическое строение. Ответ, пожалуй, заключается в том, что подход к человеческой природе на Западе и на Востоке изначально был в корне различен.

В 1027 году, в эпоху правления династии Сун, впервые были отлиты из бронзы две человеческие фигуры с указанием местонахождения акупунктурных точек и глубины их расположения. Одна из этих скульптур в настоящее время экспонируется в Эрмитаже.

Восточная медицина, в отличие от западной, чтобы предотвратить болезнь и улучшить общее состояние организма пациента, делает упор на активизацию его естественных энергетических ресурсов, его биологических возможностей. Если же человек заболел, то врач прежде всего старается выявить первопричину недуга, устранить ее, а затем восстановить утраченную гармонию пациента с природой. Другими словами, восточная медицина лечит конкретного больного, а не конкретную болезнь, как западная, в которой наиболее радикальными средствами служат химические препараты и хирургическое вмешательство.

На Востоке медики отдают предпочтение акупунктуре, акупрессуре и фитотерапии, проводя лечение с учетом индивидуальных особенностей пациента.

Но оставим попытки сравнить достоинства и недостатки медицинской науки Востока и Запада, а попробуем изложить только основные положения китайской медицины — те, что легли в основу натурфилософской теории ушу и определили важнейшие направления психофизического тренинга тай-цзи.

Функциональные системы

Как уже говорилось, согласно даосизму, человеческое тело — это микрокосм, часть макрокосма, единой Вселенной, и подчиняется оно всем законам природы. Причем в этом микрокосме бесконечно взаимодействуют силы инь и ян, проявляющиеся в сочетании пяти первоэлементов.

Тело человека разделяется на анатомофункциональные единицы — органы, взаимодействующие как между собой, так и с окружающей средой.

Взаимодействие внутренних органов графически отображено в гексаграммах «Книги перемен». По ходу часовой стрелки происходит стимуляция органов, а против часовой стрелки — их подавление.

Внутренние органы человека делятся на 6 ян-органов и 6 иньорганов, соотносящихся с пятью стихиями.

В китайской медицине внутренние органы рассматриваются не столько как анатомические образования, сколько как функциональные системы, объединяемые по принципу общности функциональной деятельности. Интересно, что ни органы, ни их названия в восточной медицине не соответствуют в полной мере представлениям современной западной и ближневосточной медицины.

Так, к селезенке относится поджелудочная железа и кроветворные функции организма, к почкам — надпочечники, системы гуморальной регуляции (гипоталамус — гипофиз — кора надпочечников, все железы внутренней секреции) и водно-солевого обмена веществ, к желудку — пищевод, а околосердечная сумка выделена в отдельный орган — перикард, представляющий собой «сексуально-сосудистую систему», связанную с функцией желез, в том числе половых, обменом веществ и регулированием деятельности вегетативной нервной системы. К сердцу относятся сердечно-сосудистая система и психофизические функции организма, к легким — система дыхания в целом, включая кожный газообмен.

В китайской медицине органы подразделяются на полые (желчный пузырь, тонкая кишка, толстая кишка, желудок, мочевой пузырь) и плотные (сердце, печень, селезенка, перикард, почки, легкие).

Полые органы относятся к ян, а плотные — к инь. Кроме того, к полым органам ян причисляют также «тройной обогреватель», не имеющий четкого анатомического соответствия. Он регулирует деятельность гладкой мускулатуры сосудов и обменные процессы в них, а также соединяет верхнюю, среднюю и нижнюю части тела человека.

Каждый из органов соответствует определенному первоэлементу и в зависимости от этого находится в сложном взаимодействии с другими органами.

Взаимодействие полых и плотных органов выглядит следующим образом:

— сердце — тонкая кишка;
— селезенка — желудок;
— почки — мочевой пузырь;
— легкие — толстая кишка;
— печень — желчный пузырь;
— перикард — «тройной обогреватель».

Все ян-органы могут подвергаться влияниям со стороны сознания и подсознания. Однако общее здоровье человека в основном зависит от целостности инь-органов, которые, кстати, содержат в себе и элементы ян, что объясняет тот факт, что сильные эмоциональные потрясения, то есть ян-влияния, могут поражать инь-органы.

Меридианы и акупунктурные точки

Как и все в природе, человеческий организм подвержен циклическим переменам: рождение, созревание, зрелость, старость, смерть. Состояние человека, впрочем, как и его настроение, определяется энергетикой его организма. Так, «состояние здоровья» с китайского буквально переводится как «пропорция жизненной энергии ци». Эта энергия циркулирует в теле по 12 главным «руслам» — меридианам, начиная

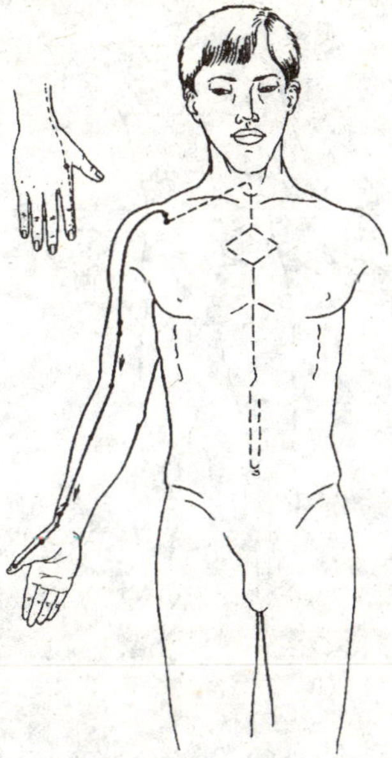

Меридиан легких

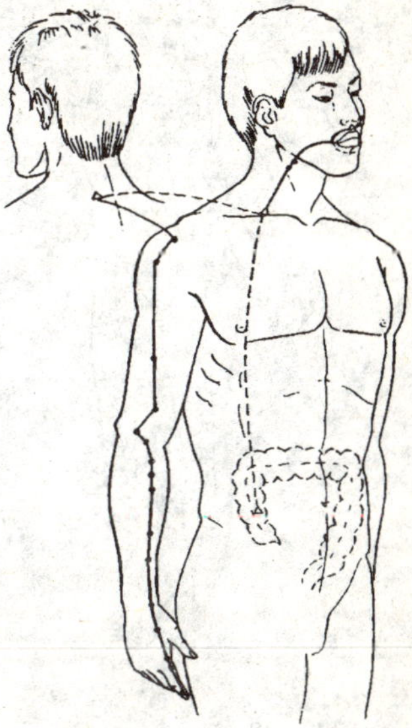

Меридиан толстой кишки

с меридиана легких и заканчивая меридианом печени, возвращаясь постоянно к меридиану легких.

Все показанные на рисунках меридианы являются парными, то есть проходят и справа и слева. Сплошной линией на рисунках показан наружный ход меридианов, проходящий по поверхности тела и имеющий акупунктурные точки. Пунктирной линией изображены внутренние пути меридианов.

Помимо основных 12 меридианов, существует еще и два дополнительных — переднесрединный (управляет работой всех каналов инь)

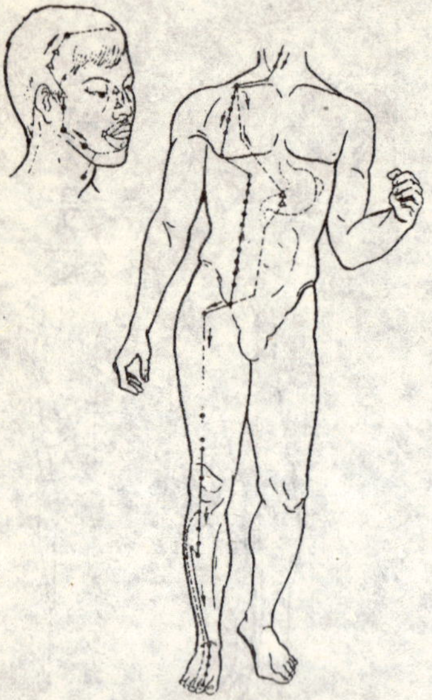

Меридиан желудка

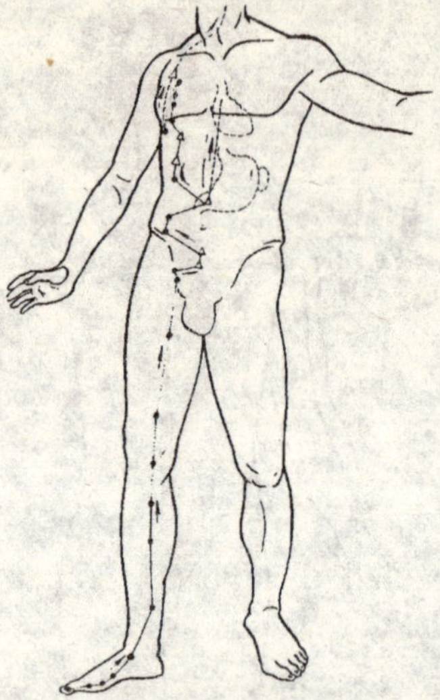

Меридиан селезенки

и заднесрединный (управляет работой всех каналов ян), которые пролегают через фронтальную и заднюю части головы и туловища, а также ряд вспомогательных.

Зачем же занимающемуся оздоровительной китайской гимнастикой тай-цзи необходимы знания о путях важнейших меридианов и дислокации акупунктурных точек? Считается, что начальный заряд энергии человек получает при рождении от матери, а затем постоянно в течение всей жизни подпитывается энергией при дыхании. Вместе с кровью энергия движется по меридианам и поступает ко всем внутренним органам. При помощи специальных упражнений,

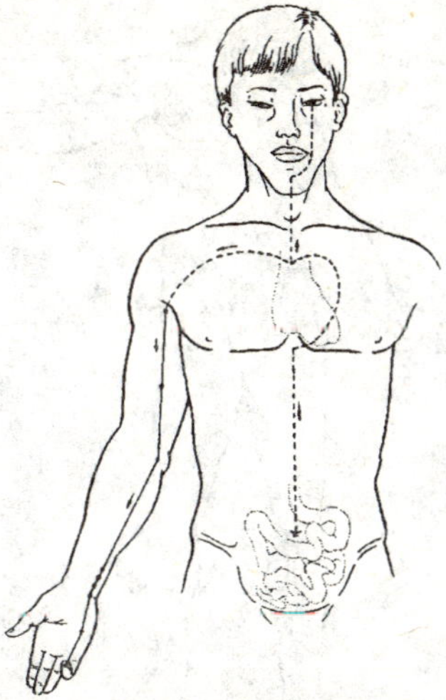

Меридиан сердца

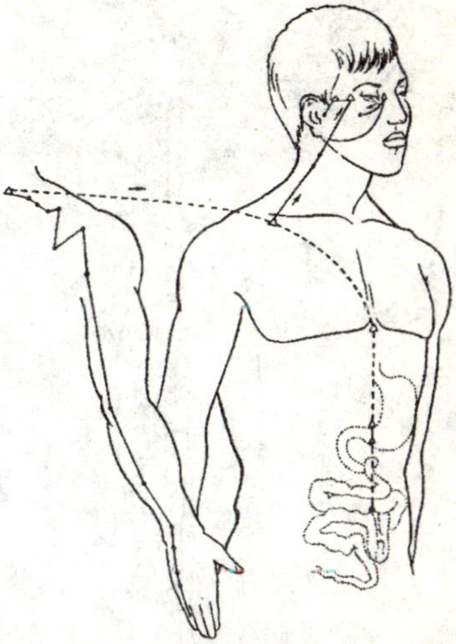

Меридиан тонкой кишки

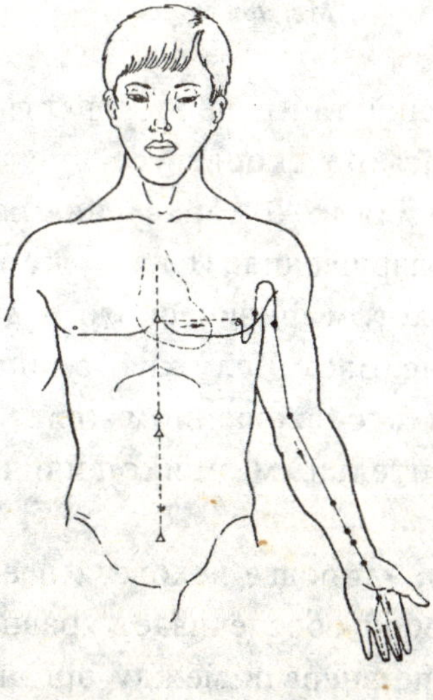

Меридиан перикарда

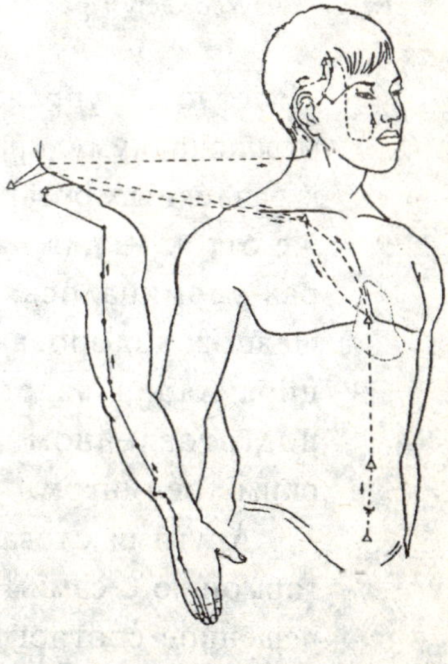

Меридиан «тройного обогревателя»

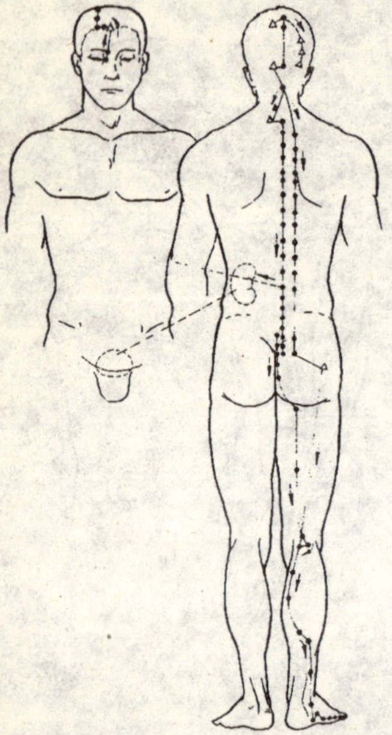

Меридиан мочевого пузыря

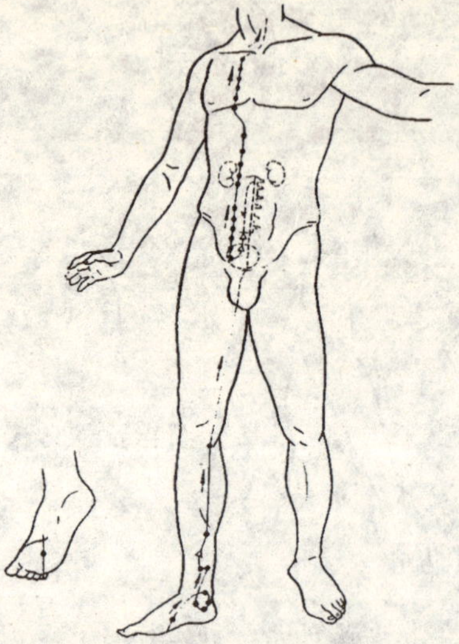

Меридиан почек

в частности упражнений тай-цзи, эту энергию можно аккумулировать и ускорять ее приток к различным органам для их оздоровления или же отток — для их разрушения. И как уже не раз упоминалось, залогом физического и душевного здоровья человека служит ровная циркуляция энергии в совершенном теле — подготовленном длительным психофизическим тренингом.

Другими словами, здоровье человека и его гармонию с самим собой обеспечивает уравновешенное соотношение энергии между органами тела. В представлении китайских светил медицины состояние здоровья человека — это

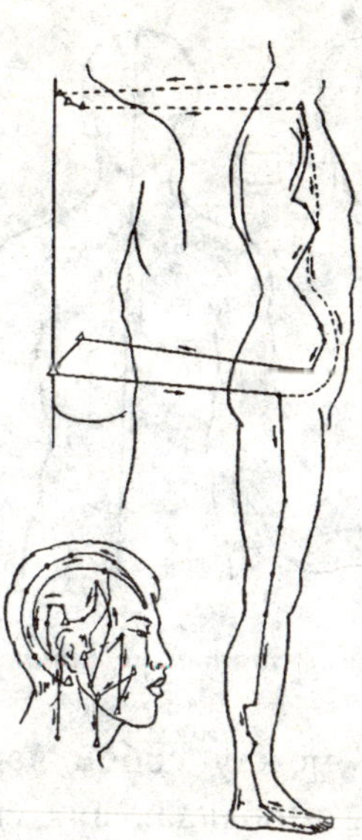

Меридиан желчного пузыря

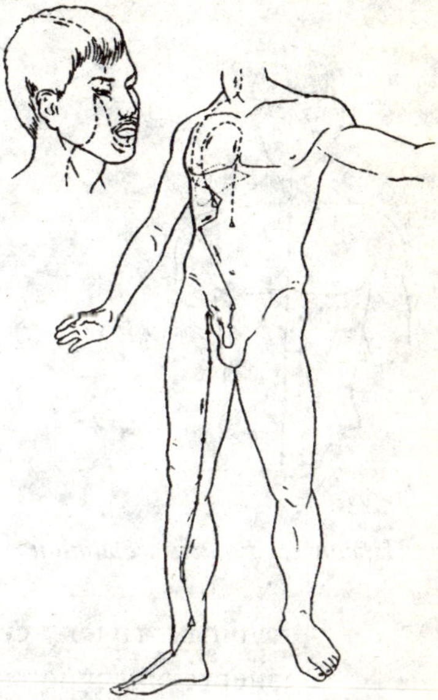

Меридиан печени

результат бесчисленных колебаний между влияниями инь и ян в пределах средней нормы. Малейшее изменение этого ритма говорит о нарушении жизнедеятельности какого-либо органа. Стоит заметить, что мастера тай-цзи без труда определяют причинный мотив, ведущий к нарушению работы того или иного органа, и умеют с помощью отдельных упражнений или даже специального их комплекса вовремя устранить его.

Учение о пяти элементах является основой для систематизации меридианов и акупунктурных точек. Другими словами, теорию пяти стихий можно назвать кодом, позволяющим программировать схемы точечного воздействия.

Что касается необходимости знания расположения акупунк-

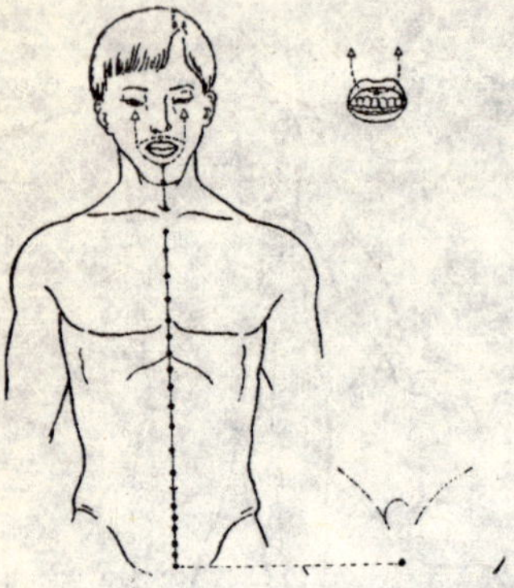

Переднесрединный меридиан

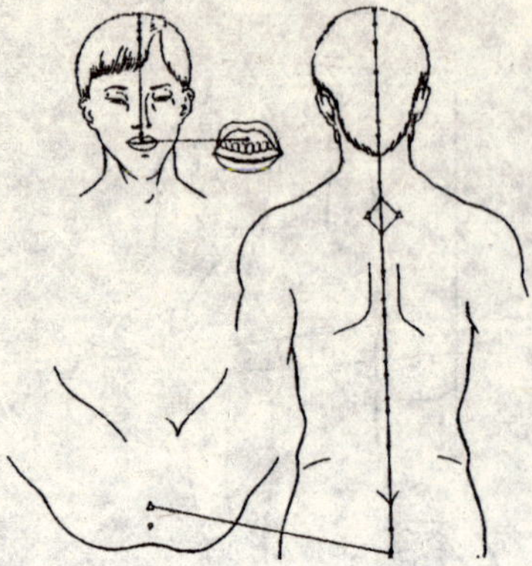

Заднесрединный меридиан

турных точек, связанных между собой через энергетические меридианы и обладающих способностью влиять на жизнедеятельность органов, то здесь все достаточно просто. Во-первых, эффективность лечения многих болезней путем воздействия на акупунктурные точки давно доказана, а во-вторых, то же воздействие в руках мастера китайской гимнастики может стать грозным оружием, позволяющим нажать руками на уязвимые точки, чтобы парализовать или даже мгновенно умертвить противника. В-третьих, точечный массаж в сочетании со специальной диетой и дыхательными упражнениями во всех школах ушу, в частности в тай-цзи, используется в качестве постоянно действующего стимулятора для мобилизации всех сил человеческого организма, для подавления чувства страха, растерянности, для снятия утомления и притупления болевых ощущений.

В поисках эликсира бессмертия...

Помимо учения об энергии ци, о меридианах и акупунктурных точках, даосские мудрецы выдвинули множество теорий о взаимодействии тела и духа, на базе которых разработали различные системы психофизического тренинга и сложнейший комплекс оккультных наук (астрологии, хиромантии), основанный на «Книге перемен». Тем самым даосы научились излечивать многие болезни и монополизировали сферу таинственного, сохранив свою власть над умами людей даже в те периоды, когда в официальной идеологии Китая господствовали конфуцианство и буддизм.

Одного не удалось добиться даосским мудрецам — вечной жизни, нетленности тела, то есть бессмертия, хотя в религиозном даосизме учению о бессмертии, о преодолении уз бренной жизни путем магии и психофизического тренинга отводилось ключевое место. Поиски эликсира бессмертия, которыми даосы занимались на протяжении многих тысячелетий, привели к созданию учения о продлении жизни.

Народные верования наделяли даосских мудрецов волшебными свойствами. Люди приписывали им умение летать, повелевать погодой и даже вызывать землетрясения.

Возможность вечной жизни теоретически допускали Лао-цзы, Чжуан-цзы, а также многие их последователи. Причем Лао-цзы искренне верил в бессмертие, но еще больше — в неисчерпаемые ресурсы человеческого организма. Кроме того, сам Лао-цзы не боялся смерти, о чем свидетельствуют положения его трактата «Даодэ-цзин», ставшие краеугольным камнем философии всех школ ушу: «Я слышал, что, кто умеет овладевать жизнью, — идя по земле, не боится носорога и тигра, вступая в битву, не боится вооруженных солдат. Носорогу некуда вонзить в него свой рог, тигру негде наложить на него свои когти, а солдатам некуда поразить его мечом. В чем причина? Это происходит оттого, что для него не существует смерти...»

Многие искатели вечной жизни уповали на даосскую магию, обращаясь к мудрецам с просьбой подарить или продать им эликсир бессмертия. Среди тех, кто обращался к даосским «волшебникам» за подобным снадобьем, были такие правители древности, как Цинь Ши-хуанди, Ханьский У-ди и Тай-у. Интересно, что даже далекий от китайских верований Чингисхан, чувствуя в 1222 году приближение смерти, требовал от даосского монаха Чань Чуня дать ему зелье вечной молодости.

Для постигшего мудрость дао внешнее неотделимо от внутреннего: неподготовленное тело не может стать обителью духовного совершенства, точно так же, как и высшая мудрость не может существовать в слабом, болезненном теле. Тело и дух должны быть едины в постижении Абсолюта. Хотя в древних писаниях даосов для понятий «тело — дух» предлагались свои особые термины, в даосизме для них не существовало разделения. То есть материальное и духовное в даосском миропонимании составляет единое целое — порождение жизненной энергии ци, которая выступает либо в ипостаси мирового «дыхания», либо в виде скопления «семян», формирующих все сущее в природе.

Наивысшим проявлением пребывающей в вечном движении энергии считается шэнь, культивирование которого путем очищения ци и тренировки тела и, как результат этого, вхождение в ритм вселенских метаморфоз и обретение неисчерпаемой энергии в слиянии с Пустотой и является смыслом даосской науки жизни. Только поняв ее, можно во много раз усилить обычные возможности тела.

Надо сказать, что многие самоотверженные подвижники даосизма, которые в поисках секрета вечной жизни отдавали все свое время психофизическому тренингу, добились продления своей жизни на несколько десятилетий. К сожалению, им не удалось найти чудодейственного рецепта эликсира бессмертия, но именно они внесли неоценимый вклад в развитие теоретической и практической базы китайских оздоровительных гимнастик и воинских искусств.

Легенды о происхождении гимнастики тай-цзи

Говоря о происхождении гимнастики тайцзи, обратимся к первым страницам истории Китая и попробуем выяснить, как появились китайские гимнастики.

В древних записях, повествующих о тех временах, когда в Китае еще не было письменности, можно прочитать, что после Великого потопа, который в Китае «не накрыл всю землю, а только залил огромные территории, и вода долго не сходила», у многих людей сильно воспалились суставы, и Юй, которому китайская мифология приписывает спасение мира от потопа, разработал для больных специальные комплексы упражнений, тренирующие и массирующие суставы. Согласно этой легенде, так и появилась первая китайская оздоровительная гимнастика.

Хотя Чжан Саньфэна традиционно связывают с созданием знаменитой гимнастики тай-цзи, сведения об этом человеке носят в основном легендарный характер. В настоящее время большинство востоковедов считают, что Чжан Саньфэн не принадлежал ни к одной из даосских организованных школ, а следовал традиции отшельничества. Однако, удалившись от мира, он поселился близ религиозного центра школы «Цюань чжэнь цзяо» на горе Уданшань, на которой располагался храм Истинного воина. Исследователи уверены, что это и оказалось решающей причиной для связи Чжан Саньфэна с воинскими искусствами и тай-цзи, хотя этой связи на самом деле не было.

«Никто не знает, кто создал тай-цзи цюань. Его утонченно-потаенную и искусно-сокровенную сущность детально изложил и довел до конца Ван Цзуньюэ», — писал в «Кратком предисловии к тай-цзи цюань» знаменитый мастер У Юйсян. Пожалуй, это высказывание является одним из самых точных и откровенных обобщений длительных исторических поисков в области искусства тай-цзи, история которого на две трети погружена в область легенд. О реальных же создателях стиля с достоверностью можно вести речь лишь начиная с XVII века.

Как уже говорилось, тай-цзи цюань — один из самых известных стилей ушу. Существует несколько легенд о его происхождении. Согласно одной из них, родоначальником тай-цзи по праву считается даосский монах Чжан Саньфэн, живший возле горы Уданшань в эпоху Юань и Мин. Правда, по другой легенде, Чжан Саньфэн жил в эпоху Сун, а созданный им стиль открылся ему во сне. Третье же предание гласит, что база тай-цзи была заложена еще раньше, в эпоху Тан, мастером Сюй Сюаньпином.

Согласно летописям знаменитого Тан Хаодэна, самым ранним направлением гимнастики тай-цзи был стиль чэнь, основы которого заложил Чэнь Вантин, выходец из семейства Чэнь, проживавшего в уезде Вэнь провинции Хэнань.

Сведений об этом человеке немного. Известно только, что до свержения династии Мин (1644 год) Чэнь Вантин был военачальником, а после крушения Мин жил в уединении на своей родине и в свободное время занимался совершенствованием мастерства гимнастики тай-цзи, которая в то время называлась чан цюань, и созданием нового стиля.

Считается, что при работе над ним Чэнь Вантин заимствовал и обобщил методики различных школ китайского боевого искусства, отказавшись при этом от общепринятых правил, описанных в трактате «Тридцать две ситуации кулачного боя» знаменитого генерала Ци Цзигуана. Кромс того, Чэнь Вантин взял на вооружение древние китайские искусства дао-инь и туна и, разумеется, при создании стиля следовал китайскому учению, связанному с понятиями инь и ян, и системе традиционной китайской медицины о меридианах и акупунктурных точках.

Как уже говорилось, новый стиль Чэнь Вантина назывался сначала чан цюань. Название же тай-цзи появилось только в XVIII веке, в годы расцвета династии Цин, когда теоретик Ван Цзуньюэ, основываясь на своеобразии школы Чэнь, дал философское толкование таких категорий и понятий, как инь и ян, Великий Предел и их взаимодействие во всеобщем круговороте превращений. Хотя этот вопрос до сих пор является предметом споров среди востоковедов. Дело в том, что комплексы упражнений гимнастики тай-цзи были разработаны в XIX веке Ян Фукуем, который соединил шаолиньскую традицию борьбы со стилем Чэнь Вантина. Впоследствии ученик Ян Фукуя по имени У Хэцин назвал новую систему «Тай-цзи цюань» и, что интересно, приписал ее для авторитета Ван Цзуньюэ, назвав его учеником самого Чжан Саньфэна.

Гимнастика тай-цзи, приписываемая Чжан Саньфэну, называется «13 форм». Цифра «13» складывается из 8 триграмм и 5 стихий. За этими символами скрываются 8 движений рук по 8 направлениям и 5 шагов.

Некоторые исследователи с уверенностью утверждают, что основанием для того, что У Хэцин назвал Ван Цзуньюэ учеником Чжан Саньфэна, послужила элементарная путаница имен. Согласно преданию, одного из учеников Чжан Саньфэна звали Ван Цзун и происходил он из рода Шанси. И именно он впоследствии был ошибочно отождествлен с Ван Цзуньюэ из Шаньси.

ГЛАВА 2

Стили тай-цзи

За время существования гимнастики тай-цзи возникло множество различных ее направлений, однако из всего этого многообразия выделилось только пять сравнительно распространенных стилей.

Стоит заметить, что все стили тай-цзи, хотя и различаются по характеру и форме движений, все же основываются на общих принципах и, более того, в своей базе имеют одинаковую последовательность движений.

Главный исходный стиль тай-цзи — Чэнь, а более простой — Ян. Если в комплексе упражнений школы Чэнь сочетаются «жесткое и податливое», то есть, помимо основных плавных и медленных движений, есть также быстрые и резкие, то в стиле Ян последний тип движений отсутствует. Кроме школ Чэнь и Ян, в гимнастике тай-цзи существуют еще и стили Сунь, У (первый) и У (второй).

В первые два десятилетия XX века существовало множество версий о происхождении тай-цзи. И среди нескольких десятков имен людей, которым исследователи приписывали создание первых комплексов тай-цзи, фигурировал некий Чэнь Вантин. Однако все версии долгое время существовали только на уровне устных преданий. Документальное же подтверждение того, что именно Чэнь Вантин первым разработал комплекс тай-цзи, было получено только в 1932 году.

Стиль Чэнь

В 1372 году в провинцию Хэнань из Шаньси приехал человек, которому суждено было стать основателем целой династии китайских мастеров. Звали этого человека Чэнь Бу. Всю свою жизнь он путешествовал по Китаю и сменил несколько профессий: был лекарем, преподавателем боевых искусств, торговцем и даже сопровождал караваны в качестве охранника. Когда Чэнь Бу достиг весьма преклонного возраста, то построил себе дом в небольшом местечке Чаньянцунь, расположенном в уезде Вэньсянь.

Все сведения о роде Чэнь до 1711 года основывались только на устных преданиях, а затем были перенесены в семейные хроники. Начало записям было положено представителем десятого поколения семьи Чэнь Гэном, который в 1711 году установил стелу и высек на ней краткую историю жизни Чэнь Бу. Что интересно, ни о каком тай-цзи в этих записях не упоминалось.

Согласно устным китайским преданиям, через некоторое время семья Чэнь стала столь многочисленной, что деревню, в которой они жили, переименовали в Чэньцзягоу («лощина семьи Чэнь»).

В 1932 году мастер боевых искусств Тан Хао, задавшийся целью собрать информацию о Чэнь Вантине — легендарном основателе стиля Чэнь, приехал в деревню Чэньцзягоу, где обнаружил уникальный документ — семейные хроники семьи Чэнь. И хотя первая запись в них была сделана только в 1754 году (последняя запись датирована 1822 годом), они охватывали жизнь нескольких поколений, начиная от Чэнь Бу.

Согласно найденным документам, род Чэнь испокон веков практиковал боевые искусства, а слава о загадочном семейном стиле (интересно, что в хрониках он не имеет названия) распространилась далеко за пределы Чэньцзягоу.

В семейных хрониках Чэнь присутствует информация и о представителе девятого поколения рода — Чэнь Вантине (1600–1680 годы).

Чэнь Вантин родился в уезде Вэньсянь провинции Хэнань, а затем на время переехал в соседнюю провинцию Шаньдун, где прославился как мастер кулачного боя. На закате правления династии Мин Чэнь Вантин служил охранником в родном уезде и, как написано в хрониках, «одним своим именем приводил в трепет врагов». Кстати, во всех уездных хрониках говорится, что этот человек обладал неимоверной силой.

За три года до воцарения маньчжуров, то есть в 1641 году, Чэнь Вантин оставил свою службу. Крушение мощнейшей империи настолько потрясло мастера, что он удалился от людей и стал жить как отшельник. Многие исследователи жизни Чэнь Вантина полагают, что именно уединение и покой заставили мастера переосмыслить суть занятий боевыми искусствами и обратиться к поискам духовно-мистического истока жизни. Интересно, что результат нового миропереживания Чэнь Вантина хроники констатируют достаточно сухо, указывая лишь на то, что он «создал кулачное искусство». Причем это искусство, как в то время, так и в течение многих последующих поколений не имело никакого названия, а именовалось «кулачное искусство рода Чэнь».

Сохранились записи самого Чэнь Вантина, в которых есть такие слова: «Тщетно удостаивали меня благодеяниями и милостью. Сегодня же я годами стар и одряхлел, лишь «Канон императорских покоев» является моим единственным и неразлучным спутником. Пребывая в одиноком отдохновении, я разрабатываю систему кулачного искусства; уходя в хлопоты по хозяйству, обрабатываю поле. Пользуясь мгновениями досуга, обучаю своих сыновей и внуков, дабы стали они подобны тиграм и драконам».

Специалисты по цигуну относят гимнастику тай-цзи к динамической разновидности этой системы, а представители боевых искусств считают ее школой ушу мягкого направления.

За основу своего стиля Чэнь Вантин взял приемы, описанные в трактате генерала Ци Цзигуана. Из 32 имеющихся приемов Чэнь Вантин отобрал 29, из которых составил восемь комплексов кулачного боя. До наших дней дошло всего два комплекса, остальные считаются утерянными.

В систему, разработанную мастером, вошло несколько комплексов боя с оружием — мечами, крюками, топорами, серпами, боевыми граблями, шестом, палицей.

Знаменитые теоретики боевых искусств считают, что Чэнь Вантин разработал стиль ушу, основанный на сочетании кулачного боя, оздоровительных методик древних даосов и специальной системы дыхания цигун. Кроме того, мастер использовал в своей системе древнейшее учение об энергетических меридианах. Ведь дугообразная траектория всех движений в упражнениях, разработанных Чэнь Вантином, объясняется именно теорией циркуляции ци по спирали, по энергетическим каналам организма. Благодаря так называемым скручиваниям тела во время тренировок ци омывает переднесрединный, заднесрединный и другие меридианы, устраняя тем самым заторы ци в теле человека.

В хрониках семьи Чэнь написано, что «Чэнь Вантин прославился в провинции Шаньдун как знаменитый мастер. Вступая в поединок, он истреблял толпы из тысяч бандитов. Он и является основателем кулачного искусства, боя с мечом дао и копьем рода Чэнь. Этот величайший герой, урожденный под Небом, уверенно владел в бою и алебардой».

Комплексы упражнений, разработанные Чэнь Вантином, по мнению большинства теоретиков боевых искусств, призваны воплотить сложную философско-духовную теорию тай-цзи как учения о просветлении духа и достижении предельной ступени внутренних трансформаций — Великого Предела. И именно этим новый стиль отличался от эффективного в боевом отношении армейского ушу, в том числе и системы генерала Ци Цзигуана.

В шестнадцатом поколении патриархом нового стиля стал Чэнь Синь (1829–1929 годы), который зафиксировал основные положения теории в письменном виде (до этого тайны школы передавались лишь устно из поколения в поколение) в четырехтомном труде «Наглядное изложение системы тай-цзи цюань школы Чэнь».

Кстати, именно в этой книге было впервые описано соответствие движений гимнастики тай-цзи циркуляции энергии ци. Стоит отметить, что ни одна другая школа тай-цзи таких схем не опубликовала.

Но если Чэнь Вантин вошел в историю как основатель стиля Чэнь, то его потомок Чэнь Факэ (1887–1957 годы) прославился тем, что стал величайшим мастером тай-цзи за всю историю семьи.

Как и все представители рода Чэнь, Чэнь Факэ занимался тай-цзи с детства, а уже в юношестве овладел удивительным мастерством короткого резкого выброса силы. Ему достаточно было легко толкнуть противника плечом, и тот отлетал на несколько метров.

В неполные 20 лет Чэнь Факэ стал победителем турнира по саньда в своем уезде, и когда об этом узнал местный правитель Хань Фуцзюй, то пригласил молодого человека занять пост старшего инструктора по ушу. Однако Чэнь Факэ отказался, что привело правителя в бешенство. Дело в том, что в те времена в Китае отказ от столь почетной должности был равносилен невежливости.

Хань Фуцзюй решил проучить дерзкого юношу и приказал одному из своих охранников припугнуть его. Выбрав удобный момент, воин подошел к Чэнь Факэ и приставил к его горлу копье, но молодой мастер резко пригнулся, перехватил копье, используя принцип скрученного движения, и несильно толкнул тупым его кон-

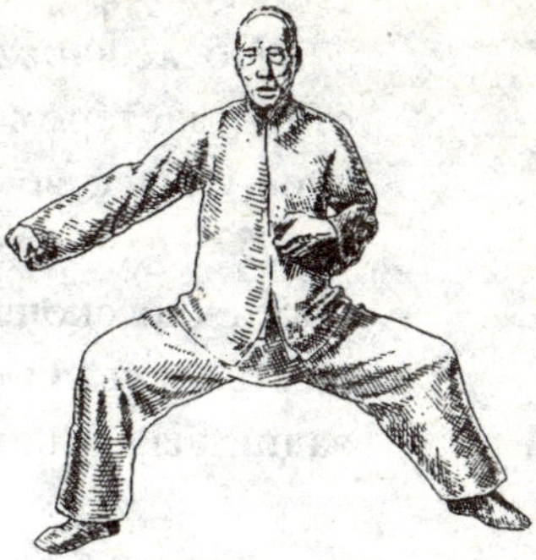

Чэнь Факэ

цом охранника в грудь. Профессиональный воин отлетел на целых 3 метра.

В 1929 году Чэнь Факэ приехал в Пекин, где начал преподавать тай-цзи. Первое время новый стиль был принят без энтузиазма. Большинству специалистов по китайским боевым искусствам движения новоявленного мастера казались странными, несколько дергаными. К тому же в то время наибольшей популярностью пользовалась школа Ян, которую поддерживали почти все мастера боевых искусств, называя ее истинным тай-цзи.

«Если хоть что-то пришло в движение, не должно быть того, что бы не двигалось», — говорил Чэнь Вантин. Эта знаменитая фраза, вошедшая во все каноны тай-цзи, объясняет принцип движения как всеобщую трансформацию.

Однако со временем Чэнь Факэ удалось доказать эффективность своего стиля. В комплексах мастер активно использовал нажимы на болевые точки, заломы суставов, броски, то есть многое из того, что в прочих стилях уже не практиковалось. Кроме того, Чэнь Факэ обладал удивительным искусством энергетического обездвиживания соперника, побеждая его только одним своим внутренним воздействием.

Другими словами, Чэнь Факэ демонстрировал, что тай-цзи в его исконном виде имеет боевую направленность.

После народной революции Чэнь Факэ вместе с мастером Ху Ячжэнем основал пекинское Общество ушу и стал его председателем. В 1957 году величайший мастер тай-цзи скоропостижно скончался, а организованное им общество в связи с началом реформы и модернизации ушу было распущено.

Стиль Ян

Стиль Чэнь целых полтора века не выходил за пределы семьи Чэнь. Знания, систематизированные Чэнь Вантином, передавались из поколения в поколение, а искусством тай-цзи члены семьи занимались вдали от любопытных взоров.

Первым посторонним человеком, приобщившимся к семейному стилю Чэнь, был Ян Лучань (1800–1873 годы), который происходил из обедневшей семьи и жил в уезде Юннянь провинции Хэбэй.

Несмотря на то что Ян с детства испытывал тягу к боевым искусствам, в особенности к ушу заботы о пропитании не позволяли ему систематично заниматься самосовершенствованием Однако, узнав о необычной гимнастике тай-цзи Ян Лучань отправился к главе семьи Чэнь Чансину, внуку Чэнь Вантина, и попросился к нему в ученики. Но Чэнь Чансин не посмел нарушить семейную традицию и отказал Ян Лучаню Правда, последний проявил завидную настойчивость и буквально умолял Чэнь Чансина поз волить ему хотя бы один раз взглянуть на занятия семьи тай-цзи. После долгих уговоров Лучаня взяли в дом Чэнь Чансина, но не учеником, а слугой, при этом запретив ему наблюдать за тренировками хозяина и членов его семьи.

Но Ян нарушил запрет и украдкой наблюдал за занятиями хозяина, а по прошествии трех лет рискнул показать Чэнь Чансину то, чему научился таким способом.

Стиль Ян имеет три категории: высшую, среднюю и низшую. Поклонники тай-цзи могут выбрать любую из них в соответствии со своим возрастом и состоянием здоровья.

Мастер Чансин и вся его многочисленная семья были искренне поражены небывалыми успехами никогда не принимавшего участия в общей тренировке слуги, и вместо того, чтобы строго наказать его за нарушение запрета, они позволили ему продолжать занятия вместе с ними. Ян Лучань провел в семье Чэнь несколько десятилетий.

Как свидетельствуют документы, Ян Лучань покинул Чэньцзягоу, когда ему было 40 лет. Он уехал в родной уезд Юннянь, где открыл школу боевых искусств. Поскольку у мастера не было собственного жилища, он поселился в доме своих друзей У и тренировался вместе с тремя братьями — У Жуйцином, У Хэцином и У Чэнцином.

Именно семье У суждено было сыграть огромную роль в жизни Ян Лучаня: вскоре братья порекомендовали никому не известного человека аристократическим кругам в качестве преподавателя боевых искусств. В свою очередь

Ян Лучань открыл братьям У секреты новой школы тай-цзи, на основе которых со временем возник отдельный стиль тай-цзи — школа семьи У.

Через некоторое время слава о новоявленном мастере вышла далеко за пределы его родного уезда, и Ян Лучаня пригласили в Пекин для преподавания тай-цзи. Своей школе Ян придавал светский характер.

Как известно, у Чэнь Ян Лучань освоил только «старую ветвь» семейной школы. Всех тайн тай-цзи ему не раскрыли, и потому многое ему пришлось додумывать самому. При создании собственного стиля Ян Лучань несколько изменил характер движений, сделав их более плавными, и ввел новый, более растянутый выброс силы. Мастер неоднократно доказывал эффективность нового стиля на практике, за что его прозвали Ян Непобедимый.

Сохранение здоровья посредством тренировок тай-цзи, обретение чистоты духа имели для него не менее важное значение, чем боевой аспект школы. Владея в совершенстве боевым стилем, Ян не преподавал своим ученикам боевое применение тай-цзи. Искусство поединка он передал только своим сыновьям.

Формирование стиля Ян завершил третий сын Ян Лучаня, Ян Цзяньхоу, который хотя и не мог сравниться мастерством со своим старшим братом Ян Баньхоу, однако был талантливым преподавателем и умел доступно объяснять ученикам как смысл движений, так и философские основы тай-цзи. Ян Цзяньхоу в совершенстве владел не только кулачным боем, но и искусством копья тай-цзи, которое в то время почти никто не знал и секреты которого передал ему отец.

Направление тай-цзи, которого придерживался Ян Цзяньхоу, со временем получило название «средняя ветвь», направление его сына Ян Чэнфу — «большая ветвь», а направление Ян Баньхоу — «малая ветвь».

Стоит отметить, что довольно долгое время Ян Лучань наотрез отказывался передавать свои знания Ян Баньхоу и обучал тай-цзи лишь Ян Цзяньхоу и Ян Фэнгэ. Дело в том, что с самого детства Ян Баньхоу был крайне невыдержан и при этом обладал недюжинной силой. По этой причине у него не было друзей: сверстники отказывались общаться с ним, так как Ян Баньхоу по любому поводу демонстрировал силу и, бывало, сильно избивал своих приятелей.

Поэтому Ян Лучань пришел к выводу, что если его сын всерьез займется боевыми искусствами, то это может обернуться для окружающих бсдой. Нс раздумывая, отсц отдал подросшего Ян Баньхоу обучаться гражданским наукам.

Возможно, из Ян Баньхоу вышел бы неплохой чиновник, если бы его учителем не оказался У Юйсян — знаменитый мастер тай-цзи, ученик Ян Лучаня и основатель стиля У. Все решил случай. Как-то раз У Юйсян оставил учеников самостоятельно читать тексты и ненадолго отлучился. Ян Баньхоу не проявлял особого рвения к учебе и часто спал на занятиях. Воспользовавшись отсутствием преподавателя, Ян решил немного вздремнуть, но внезапно был разбужен шумом: в комнату, где проходили занятия, ворвались два хулигана. Ни один из учеников не осмелился выступить против них, но уверенный в своей силе Ян Баньхоу крикнул хулиганам, чтобы они убирались. Услышав возглас дерзкого юноши, двое парней бросились на него, однако встретили неожиданный отпор: Ян несколькими легкими толчками в грудь отшвырнул их так, что они отлетели к стене. Встав на ноги, хулиганы в ужасе убежали, а Ян Баньхоу вновь погрузился в дрему.

Когда У Юйсян вернулся в комнату, ученики наперебой стали рассказывать ему о поступке Ян Баньхоу. Удивленный учитель спросил юношу, почему тот специально не обучается боевым искусствам, на что Ян честно назвал причины, по которым отец запрещает ему заниматься тай-цзи. И тогда У Юйсян взял на себя смелость вместо обычных школьных занятий показывать талантливому ученику основы своего стиля тай-цзи.

Надо сказать, что Ян Баньхоу очень быстро овладел основной последовательностью движений, базовыми формами и методами управления энергией ци и как-то раз, когда во дворе своего дома Ян Лучань тренировал Ян Фэнгэ, начал отпускать столь точные замечания, что знаменитый мастер понял: его сын прекрасно разбирается в тай-цзи. Разумеется, Ян Лучань сразу же догадался, от кого его сын получил столь исчерпывающие знания, и в тот же день отправился к У Юйсяну.

Ян Лучань спросил у него: «Я отправил к тебе сына, чтобы ты обучил его гражданским наукам, почему ты позволил ему учить военное искусство?». У Юйсян ответил: «Каждый человек волен поступать, как он того желает. Баньхоу, изучая тай-цзи, обретает мудрость, а изучая гражданское, глупеет. В будущем это обязательно даст толк». Подумав, Ян Лучань согласился с доводами преподавателя и сам взялся за обучение Ян Баньхоу.

Переняв опыт своего отца, Ян Баньхоу занялся формированием собственного стиля. Надо сказать, что он почти не обращал внимания на оздоровительный и общеукрепляющий аспекты тай-цзи, считая, что основа стиля заключена в раскрытии чудесных способностей человека. Эта «чудесность», как считал Ян Баньхоу, может раскрыться в любом виде деятельности. По свидетельствам его современников, сам мастер мог пройти под дождем и при этом не замочить одежду. Кроме того, одним толчком своего плеча он запросто мог повалить на землю сразу пятерых человек.

Ян Баньхоу был грубым и несдержанным человеком, он безжалостно избивал своих учеников и любил повторять: «У строгого учителя — хорошие ученики». Из-за жестких тренировок у Ян Баньхоу оказалось немного последователей, однако те, кто прошел все испытания, стали великими мастерами тай-цзи.

Стиль тай-цзи, разработанный Ян Баньхоу, был боевым, но, что интерссно, сго эффективность заключалась не столько в силе удара, хотя сам мастер одним ударом ладони валил стены домов, сколько в особом искусстве «прилипать» к конечностям соперника и плавно следовать его движениям, дабы обратить силу нападающего против него самого.

Создание стиля Ян завершил сын Ян Цзяньхоу — Ян Чэнфу, который проделал огромную работу по сведению воедино принципов тай-цзи и даже пытался вернуться к полузабытым воззрениям, проповедуемым в школе Чэнь.

Итогом многолетней работы Ян Чэнфу стали несколько трудов по искусству тай-цзи, причем книга «10 важнейших требований в трактовке тай-цзи цюань» до сих пор считается каноном данной системы.

Долгое время Ян Чэнфу преподавал тай-цзи в Пекине, а в 1928 году ездил по приглашению в Нанкин, Шанхай, Ханчжоу, Гуанчжоу и Ханькоу, где тоже проводил занятия по тай-цзи.

В 1934 году его ученик Чжэн Маньцин издал красочное пособие по тай-цзи, в котором были фотографии самого Ян Чэнфу. И поскольку эта книга опередила издание пособий по всем другим стилям тай-цзи, школа Ян стала самой популярной в Пекине, а позже — и во всем Китае.

Стиль У (первый)

Стиль У появился в той же местности, что и школа семьи Ян, — в уезде Юннянь. Именно здесь жил знаменитый У Юйсян, который с детства мечтал брать уроки боевого искусства у какого-нибудь известного мастера, а найдя такового, даже не мог предположить, что истинное ушу он познает только в 38 лет.

О знакомстве У Юйсяна и Ян Лучаня в большинстве источников написано следующее. Однажды до У Юйсяна дошла молва, что в его уезде тогда еще малоизвестный учитель Ян Лучань преподает необычный стиль, основанный на медленных округлых движениях. Но заинтересовало У Юйсяна даже не это, а скорее то, что, по свидетельствам побывавших на занятиях нового мастера, Ян Лучань часами рассказывал ученикам о духовных тонкостях своего стиля. Узнав об этом, У Юйсян вместе со своими двумя братьями отправился к Ян Лучаню и попросился в ученики.

Один из учеников У Юйсяна — Ли Ию — написал много трактатов по тай-цзи цюань и положил начало систематической письменной фиксации теории тай-цзи. Окончательно стиль У был сформирован Хао Вэйжэнем — учеником Ли Ию.

В школе мастера У Юйсян столкнулся с новым стилем ушу, который, как ему казалось, был не лучше, но и не хуже направлений, изучаемых им прежде. Через два года У Юйсян полностью овладел комплексом, который преподавал ученикам Ян Лучань. Более того, У Юйсян был одним из любимых учеников мастера и вполне мог стать его преемником, если бы не внезапный поворот, произошедший в его жизни и изменивший его судьбу, а вместе с ней и судьбу тай-цзи.

Старший брат У Юйсяна У Дэцин избрал карьеру военного и в 1852 году получил место начальника уезда Уян в Хэнани. Узнав, что брат отправляется в Хэнань, У Юйсян решил поехать вместе с ним, надеясь повидать по дороге знаменитого мастера Чэнь Чансина из Чэньцзягоу, о котором много слышал от Ян Лучаня. Но разговорившись в дороге с попутчиками, У Юйсян узнал, что прославленный Чэнь Чансин в свои 82 года уже прекратил преподавание тай-цзи.

У Юйсян уже было смирился с мыслью о бесполезности своей поездки, но неожиданно встретил в городе Чжаобаочжэнь Чэнь Цинпина, который согласился показать ему особенности «новой ветви» своего семейного стиля.

В качестве кардинального принципа своей работы У Юйсян выдвинул не управление циркуляцией энергии ци, а обретение запредельного спокойствия духа, в котором, по мнению мастера и его последователей, и заключается секрет рождения творческого посыла к любой деятельности и даже мысли.

После нескольких месяцев обучения У Юйсян гордо объявил своему брату: «Сегодня я уже глубоко постиг принципы семьи Чэнь, и все это благодаря моему упорному труду». Однако У Юйсяну было неведомо, что его путь только начинался и, как оказалось, одной пустячной покупке было суждено изменить судьбу целого направления тай-цзи.

Как-то раз У Дэцин, зайдя в соляную лавку, увидел малопонятный трактат, повествующий об ушу. Это была небольшая рукопись с довольно изящным слогом, и У Дэцин решил купить ее в подарок брату. Прочитав трактат, У Юйсян был настолько поражен рукописью, которая, как оказалось, принадлежала перу Ван Цзуньюэ и называлась «Рассуждение о тай-цзи цюань», что развесил цитаты из нее по стенам своей комнаты и по несколько раз в день перечитывал их. Как гласит история, изучение этого трактата привело У Юйсяна к созданию новой школы тай-цзи, которая по своей форме не была похожа ни на «старую» и «новую» ветви стиля Чэнь, ни на «большое» и «малое» направления стиля Ян.

Школа У Юйсяна отличалась своеобразными движениями, которые, как казалось со стороны, мастер выполняет с особой осторожностью. Боевое мастерство нового стиля достигалось не просто за счет рационального блока или удара, а за счет внутреннего энергетического усилия.

Книга «Канон тай-цзи цюань» принадлежит перу Ли Ию. Обобщив свои знания и опыт в данном трактате, знаменитый мастер сделал всего три копии своей рукописи, одну из которых оставил себе, вторую подарил своему брату Ли Цичаню, а третью передал своему лучшему ученику Хао Хэ.

Многим новое направление казалось слишком сложным: обучение затрудняли многочисленные переборы руками. Особой популярностью стиль У не пользовался, люди с большей охотой шли тренироваться в школу Ян, не подозревая, что в то время лишь в школе У существовала действительно глубокая теория тай-цзи.

Стоит отметить, что учеников в школе У было очень мало, да и большинство из них шли осваивать новый стиль только ради того, чтобы познакомиться с выдающимся представителем новой школы — Ли Ию и его лучшим учеником Хао Хэ.

Как и многие другие мастера тай-цзи, Хао Хэ был родом из знаменитого уезда Юннянь. Этот человек отличался силой и ловкостью и неизменно выходил победителем из любого поединка. Удивить его было трудно. Однако, наблюдая за тренировками Ли Ию, он был поражен, насколько легко мастер расправляется со своими соперниками.

Кроме того, его пленила мудрость Ли Ию и его потрясающая способность доступно объяснять ученикам все тонкости тай-цзи. Хао Хэ попросился к Ли Ию в ученики и решительно оставил все стили, которые практиковал до встречи с мастером. Последний по достоинству оценил стремление молодого человека начать все с нуля и стал ежедневно тренировать его. Через 8 лет Хао Хэ не только достиг уровня своего учителя, но и, как утверждают некоторые теоретики боевых искусств, во многом превзошел его.

В 1911 году Хао Хэ приехал в Пекин, где серьезно заболел. Опытные медики отказались лечить мастера, сделав заключение, что его болезнь неизлечима. Но среди окружения Хао Хэ нашелся человек, который взялся его вылечить одному ему известными методами. Этим человеком был легендарный Сунь Лутан. Он быстро поставил мастера на ноги, а он в свою очередь, в благодарность за лечение, передал Сунь Лутану все секреты своего стиля.

Стиль У (второй)

Основателем стиля У считается маньчжур Цюань Ю, живший на закате правления династии Цин в провинции Хэбэй. Азы тай-цзи Цюань Ю получил у знаменитого Ян Лучаня, а затем пошел в ученики к одному из его сыновей Ян Баньши и уже через несколько лет обучения стал первоклассным мастером мягких стилей тай-цзи.

Особенностями стиля У являются легкие, расслабленные, свободные, спокойные, естественные и непрерывные, как поток воды, движения.

Сын Цюань Ю Цзянь Цюань (1870–1943 годы) поменял фамилию на китайскую У и продолжил семейную традицию по освоению тай-цзи. Более того, он несколько видоизменил стиль отца и даже пополнил арсенал упражнений и боевых приемов тай-цзи более пластичными и мягкими, исключив из комплексов сложные трюки и прыжки. Таким образом, У Цзянь Цюань создал собственную школу, названную впоследствии стилем У и признанную со временем самостоятельным направлением тай-цзи.

Одним из наиболее известных последователей У Цзянь Цюаня стал монгол У Тунань, который прославился не только своим мастерством в тай-цзи, но и тем, что написал книгу «Общая теория национального искусства». В своей работе У Тунань высказал мысль о необходимости реформирования ушу и его выведении из закрытых семейных школ. Через некоторое время при проведении кампании «по искоренению мистических предрассудков в ушу» власти сумели привлечь У Туnaня на свою сторону. Кстати, большинство других знаменитых мастеров наотрез отказались участвовать в кампании, прекрасно понимая, что вне мистического осмысления китайские боевые традиции превратятся в обыкновенную гимнастику.

Стиль Сунь

Основателем этого направления тай-цзи является Сунь Лутан из уезда Вань провинции Хэбэй. Надо сказать, что этот человек был страстным поклонником ушу: сначала он изучал синь цюань, затем багуа чжан, а в конце концов в совершенстве освоил стиль У, которому, как уже говорилось, его обучил Хао Хэ.

Вникнув в суть каждого из этих стилей и обобщив их, Сунь Лутан основал новую школу тай-цзи, получившую впоследствии название стиля Сунь.

За быстрые короткие передвижения стиль Сунь называли также «подвижный тай-цзи цюань открытого и закрытого».

От всех других стилей Сунь отличается быстрыми и ловкими движениями взад-вперед, для осуществления которых необходимо обладать гибкостью тела. В основе стиля лежат уклонения, развороты, прыжки, перемещения, заимствованные Сунь Лутаном из багуа чжан, где движению рук непременно предшествует движение тела, начинающееся от талии. Взлеты, падения, уходы вниз и перевороты, которыми богат стиль Сунь, заимствованы мастером из синь цюань, а цепкость, вязкость, слитность и преследования — из школы У. Все эти три стиля Сунь Лутан мастерски объединил в один, и в настоящее время его школа пользуется большой популярностью у поклонников тай-цзи.

Упрощенный тай-цзи

Когда после образования КНР развернулась широкомасштабная кампания по «упорядочиванию» ушу, мастера тай-цзи на основе традиционных стилей создали около 20 новых комплексов. В их числе в 1956 году появился комплекс «Упрощенный тай-цзи цюань из 24 форм», составленный на основе стиля Ян. Через некоторое время этот комплекс был введен в программу средних и высших учебных заведений.

В 1979 году работа над созданием новых комплексов тай-цзи была продолжена, и специалисты из Государственного комитета по физкультуре и спорту КНР на основе стилей Ян, Чэнь и У (первого и второго) составили комплекс из 48 форм тай-цзи, сохранивший все основные черты легших в его основу стилей. Несмотря на то что этот комплекс довольно сложен, он дает большие возможности реализовать основные принципы тай-цзи. Одновременно вошел в обиход и упрощенный комплекс тай-цзи с мечом, состоящий из 32 форм.

Позднее был создан комплекс из 88 форм, выполняемый в течение 20 минут и практически в точности повторяющий базовый комплекс стиля Ян, который преподавал Ян Чэнфу.

Выполнение «Упрощенного тай-цзи цюань из 24 форм» занимает не более 5–6 минут. Данный комплекс широко распространен не только в Китае, но и в странах Запада.

В 1988 году были составлены специальные соревновательные комплексы тай-цзи, которые отвечают всем спортивным требованиям и включают в себя четыре удара ногой и не менее шести различных форм.

ГЛАВА 3

Рекомендации по освоению тай-цзи

Чтобы в совершенстве освоить тай-цзи, необходимо прежде уловить суть самих тренировок. Хотя каждый стиль тай-цзи и имеет свои особенности, база их едина. Поэтому, когда говорится об овладении сущностью тренировок, имеется в виду усвоение правильных положений, а также законов движения тай-цзи в целом.

Кроме того, для достижения совершенства в тай-цзи необходимо задаться определенной целью, то есть уяснить для себя желаемый результат тренировок — изучение правил ведения боя в поединке или же оздоровление организма. В первом случае освоение тай-цзи возможно только под руководством наставника, во втором же заниматься гимнастикой можно по описаниям упражнений, приведенным в различных изданиях, в частности в данной книге. Впрочем, независимо от конечной цели тренировок, приведенные ниже рекомендации будут полезны всем тем, кто только начинает освоение тай-цзи, поскольку как к оздоровительному комплексу упражнений, так и к боевым направлениям тай-цзи применимы одни и те же общие правила.

Секреты искусства тай-цзи

Как уже говорилось, в основе системы тай-цзи лежит координация движений тела с мыслями и дыханием. Многие люди, практикующие эту гимнастику, сравнивают ее отдельные движения с плывущими облаками или струящимися ручьями. И не случайно такие фразы, как «Извлечение силы подобно вытягиванию шелковой нити из кокона», «Внутренняя концентрация при мирном внешнем виде» и «Сокрытие силы как иголки в горе хлопка», связаны именно с тай-цзи.

Чтобы в совершенстве освоить тай-цзи, необходимо знать пять секретов, связанных с выполнением практически всех упражнений.

Первый секрет — это душевное спокойствие. Именно на нем основаны концентрация и состояние готовности. Второй секрет — расслабленное и мягкое тело, третий — собирание энергии ци и ее распространение по всему телу, четвертый — соединение воедино всех частей тела и, наконец, пятый — развитие способности сознательного управления ци.

Контроль над телом. Правильная манера держаться

Изучая тай-цзи, особое внимание во время тренировок необходимо уделить правильному расположению различных частей тела.

Рекомендации по положению головы:

1. Голову нельзя опускать, запрокидывать, наклонять в сторону. Ее надо держать ровно, а поворачивать аккуратно и естественно. Голова должна быть как бы подвешена за макушку на воображаемой нити.

2. Мышцы лица должны быть расслаблены, рот — закрыт, зубы — слегка сжаты, кончик языка — касаться нёба, как для произнесения звука «ль».

3. Шею нельзя напрягать, ее надо выпрямить и держать свободно, а поворачивая, делать это естественно и быстро.

4. Подбородок нужно слегка втянуть.

5. Взгляд следует направить вперед, но при этом он не должен выдавать внутреннюю концентрацию тренирующегося.

Профессор Г. И. Красносельский, изучавший в 1950-е годы тай-цзи в Китае, впоследствии писал, что эта гимнастика является отличной профилактикой сердечно-сосудистых заболеваний, а также лечит болезни нервной системы и желудочно-кишечного тракта.

Рекомендации по положению тела:

1. Плечевые суставы должны быть расслаблены, оба плеча надо свободно опустить вниз на один уровень.

2. Опуская плечи, надо одновременно свесить локти.

3. Руки должны быть слегка согнуты в локтевом суставе и свободно опущены вниз.

4. Кисти должны двигаться свободно и непринужденно, а пальцы — сжиматься и разжиматься без усилий.

5. В груди не должно быть напряжения.

6. Мышцы спины должны быть расслаблены. Позвоночный столб надо вытянуть вверх и во время выполнения упражнений держать его в этом состоянии.

В тай-цзи существует особая схема сжатия кулака: четыре пальца надо собрать вместе и прижать их кончики к центру ладони, после чего прижать большой палец к центру среднего пальца. При этом сильно кулак сжимать не следует.

7. Подмышки должны быть раскрыты.

8. Живот следует втянуть.

9. Поясница должна быть расслабленной, выпрямленной.

10. Шаги должны быть уверенными и твердыми.

11. Ноги нельзя расставлять очень широко.

12. Колени должны быть слегка согнуты и повернуты таким образом, чтобы вместе с пахом они образовали круг.

13. Сочленения тазобедренных суставов должны быть расслаблены.

Помимо вышеперечисленных рекомендаций, добиться контроля над собственным телом во время занятий тай-цзи помогут пять координат, позволяющих обеспечить движения всех частей тела как одной машины.

Основные координаты, необходимые для контролирования тела:

1. Кончик носа находится на одной линии с пупком.

2. Средние пальцы рук располагаются на одном уровне.

3. Копчик находится на одной линии с пятками.

4. Полусогнутые колени располагаются на уровне больших пальцев ног.

5. Локти находятся на одной линии с коленями.

Овладение основными законами движения тай-цзи

В тай-цзи существует несколько основных правил, соблюдая которые можно в сравнительно короткий срок в совершенстве овладеть основными законами движения этой гимнастики и тем самым научиться выполнять как простые упражнения, так и сложнейшие комплексы, состоящие из нескольких десятков форм.

«Успокой сердце, применяй волю». Этот основной принцип тай-цзи, смысл которого заключается в том, что во время тренировки следует сосредоточить мысли и непрерывно руководить движением, необходимо соблюдать на всех этапах занятий.

Внутреннее и внешнее расслабление. Это один из ключевых моментов тай-цзи, который позволяет руководить расслаблением различных органов и частей тела.

Слитность и гибкость. Выполняя движения, следует сохранять волнообразность, слитность и гибкость. В тай-цзи все движения связаны между собой и составляют одно непрерывное целое.

Правильная техника работы с телом. Корпус тела должен быть прямым и ровным. Во время движений конечностей туловище от макушки до промежности всегда должно составлять одну вертикальную линию.

Выполняя упражнения тай-цзи, необходимо сосредоточиться, отбросить посторонние мысли и успокоиться. Управляя таким образом сознанием, надо сосредоточиться на движении и усилием воли укрепить способность управления телом.

Согласованность движений. Движения каждой части тела должны быть не только плавными и точными, но и скоординированными.

Мягкость и ровность. На первых этапах занятий тай-цзи движения должны быть мягкими и плавными, ровными и естественными, а весь комплекс упражнений желательно выполнять на одной скорости.

Разграничение пустого и полного. Это одно из основных правил тай-цзи относится к конечностям. Если, например, перенести вес тела на правую ногу, то она станет полной, а левая — пустой; если же вес тела перенести на левую ногу, тогда она будет полной, а правая — пустой. Тренирующемуся не рекомендуется равномерно распределять вес на обе ноги.

При разграничении пустого и полного надо сосредотачиваться только на одной из рук. Например, при работе с холодным оружием необходимо мысленно сосредоточиться на левой руке, которая, таким образом, станет полной, тогда как правая — пустой.

Координация дыхания и движения. Естественная координация движения, мысли и дыхания — важнейшая особенность тай-цзи. Дыхание должно гармонично сочетаться с элементами движения. Как правило, поднимаясь, сгибая руки, толкая или ударяя ногой, занимающийся производит выдох, а присаживаясь и вытягивая руки, делает вдох.

Тай-цзи для начинающих

Тому, кто впервые решил заняться тай-цзи, прежде чем осваивать комплексы упражнений, необходимо научиться выполнять простейшие движения для отдельных частей тела. Но и изучив их, не следует сразу же начинать постижение сложных форм гимнастики, а лучше всего овладеть в совершенстве несколькими простыми, например такими, как «Игра с обезьяной», «Взмахи в облаках» и др.

Упражнения для отдельных частей тела

Нижеописанные упражнения являются отличной подготовкой к выполнению сложных форм тай-цзи. Научившись работать с отдельными частями тела, можно постепенно переходить к комплексным упражнениям, освоение которых может занять не одну неделю.

Работа со стопой

1. Поднять правую ногу таким образом, чтобы бедро стало горизонтально, а голень свободно свисала.

2. Положить на бедро правую руку (пальцами на колено).

3. Опорную ногу чуть согнуть в колене.

4. На вдохе плавно и медленно поднять ступню поднятой ноги, на выдохе вернуть в исходное положение.

5. Проделать вышеописанное упражнение левой ногой.

Работа с коленом

1. Поднять правую ногу таким образом, чтобы бедро стало горизонтально, а голень свободно свисала.

2. Положить на бедро правую руку (пальцами на колено).

3. Опорную ногу чуть согнуть в колене.

4. На вдохе плавно и медленно поднять голень поднятой ноги, на выдохе вернуть в исходное положение.

5. Проделать вышеописанное упражнение левой ногой.

Работа с тазобедренным суставом

1. Поднять правую ногу таким образом, чтобы бедро стало горизонтально, а голень свободно свисала.

2. Вращать бедро в тазобедренном суставе (голень и стопа должны свисать свободно) сначала в одну сторону, затем в другую.

3. Проделать вышеописанное упражнение левой ногой.

Работа с пальцами рук

1. Плавно поднять руки ладонями вниз до горизонтального положения (локти должны все время оставаться согнутыми).

2. Вращать кончиками четырех пальцев (кроме большого), стараясь нарисовать воображаемую окружность, сначала в одну сторону, затем в другую.

Работая с пальцами рук, при смене движений можно плавно опускать руки для отдыха, а затем так же плавно их поднимать.

3. Вращать кончиками больших пальцев сначала в одну сторону, затем в другую.

Работа с воображаемым шаром

Данное упражнение, являющееся одним из ключевых во многих формах тай-цзи, тренирует локтевые суставы и укрепляет позвоночник.

1. Исходное положение: ноги на ширине плеч, ступни параллельны друг другу, руки свободно свисают по бокам корпуса.

2. Отвести руки вправо от себя и представить, что они держат шар диаметром около 0,5 м (левая рука сверху, правая снизу, точно под левой).

3. Перевернуть воображаемый шар (правая рука оказывается сверху, а левая внизу) и нести его перед собой влево, скручивая при этом позвоночник.

4. Повторить упражнение 8–10 раз.

Работа с плечами

1. Исходное положение: ноги на ширине плеч, ступни параллельны друг другу, руки свободно свисают по бокам корпуса.

2. Вращать плечами сначала вперед, затем назад.

Работа с головой

1. Наклонить голову вперед, затем назад, вправо и влево.

Наклоны, повороты, вытягивания и вращения головы излечивают шейные миозиты, улучшают кровоснабжение мозга и снимают головные боли.

2. Повернуть голову вправо и влево.

3. Вытянуть голову сначала вперед, затем назад, вправо и влево путем сдвига (на манер восточных танцовщиц).

4. Вращать головой сначала вправо, затем влево.

Наклоны

1. Исходное положение: ноги на ширине плеч, ступни параллельны друг другу, руки свободно свисают по бокам корпуса.

2. Наклониться вперед и слегка согнуть ноги в коленных суставах.

3. Расслабить корпус и зафиксировать положение на несколько секунд.

4. Вернуться в исходное положение.

5. Аналогично выполнить наклоны вправо и влево, отворачивая соответственно правую и левую стопу на 90°.

Рассредоточенная стойка

Данному упражнению, которое оказывает благотворное влияние на нервную систему и внутренние органы, на первых этапах занятий тай-цзи надо уделять не более 5–7 минут в день. В дальнейшем рекомендуется отводить ему по 20–30 минут в день.

Чтобы правильно выполнить упражнение, необходимо строго следовать нижеописанным положениям.

1. Поставить ноги на ширину плеч. Суставы расслабить, плечи опустить, шею и спину расслабить.

2. Руки опустить и положить ладони на бедра.

3. Подбородок, грудь, живот и ягодицы подтянуть. Спину выпрямить.

4. Колени расслабить.

5. Губы и зубы сжать, кончиком языка касаться твердого нёба около зубов.

6. Взгляд направить вперед.

7. Дышать через нос ровно и медленно. На

выдохе втягивать нижнюю часть живота, на вдохе — надувать.

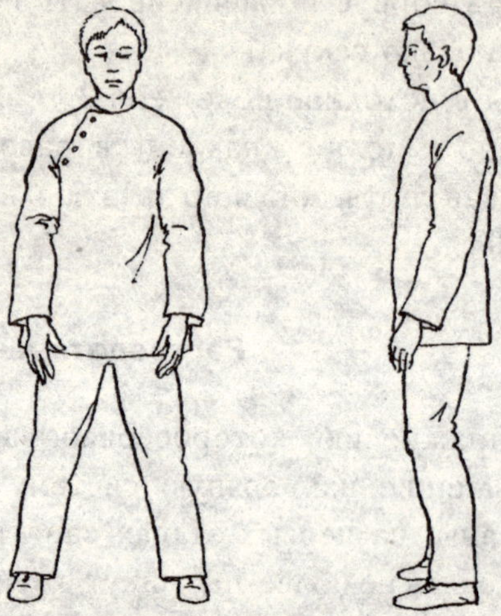

а *б*

Рассредоточенная стойка: а — вид спереди; б — вид сбоку

Упражнение «Продавливание ци вниз»

1. Исходное положение: рассредоточенная стойка.

2. На вдохе поднять руки вперед и в стороны до уровня глаз ладонями вниз.

3. Продолжая поднимать руки до уровня несколько выше головы, постепенно развернуть их ладонями навстречу. При этом ладони и пальцы должны тянуться вверх.

4. Представить, что руки лежат на поверхности большого шара и, продолжая движение, развернуть их ладонями вниз.

5. На выдохе медленно и плавно опустить руки до уровня пояса.

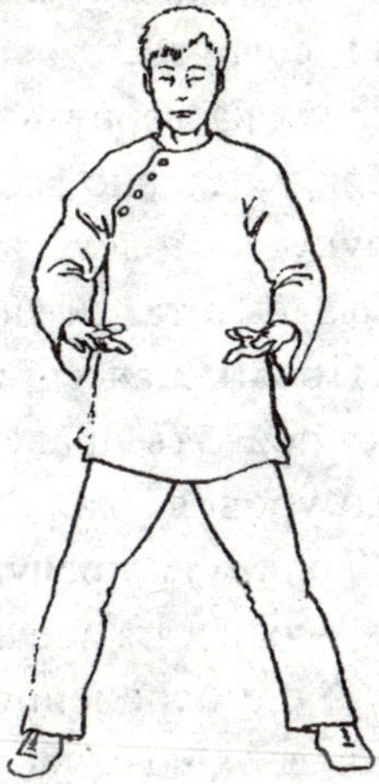

а

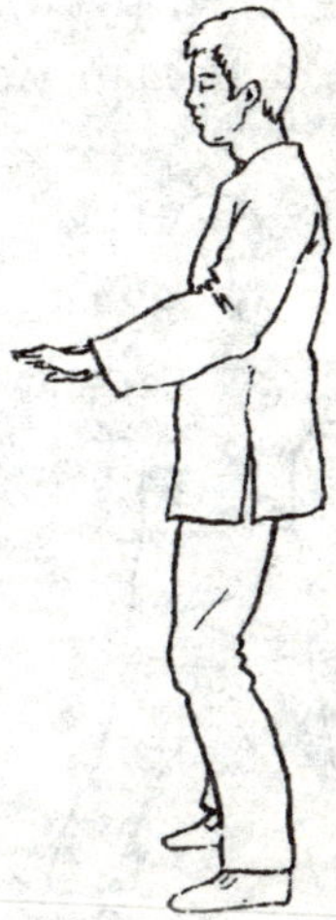

б

Упражнение «Продавливание ци вниз»:
а — вид спереди; б — вид сбоку

Упражнение «Кто идет?»

1. Исходное положение: рассредоточенная стойка.

2. Присесть, по возможности сохраняя вертикальность корпуса.

3. Со вздохом повернуть корпус вправо, выпрямить (но не до конца) ноги и, не смещая центра тяжести с середины, повернуть вправо голову, как бы оглядываясь назад.

4. На выдохе принять исходное положение.

5. Повторить упражнение, поворачивая корпус вправо.

Упражнение «Игра с обезьяной»

1. Исходное положение: ноги на ширине плеч, руки как бы держат перед грудью большой шар, локти и колени согнуты.

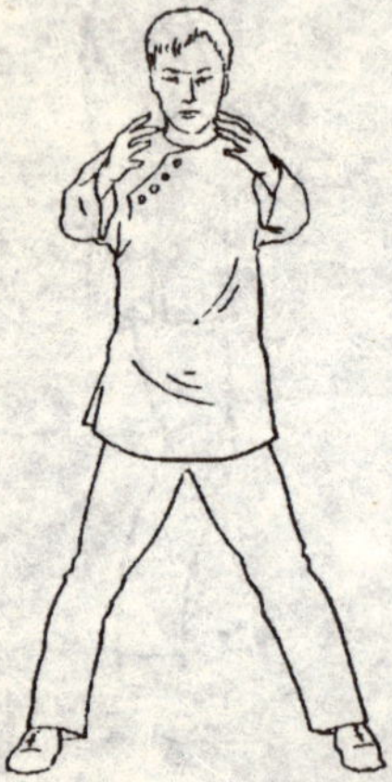

а

2. Руки развернуть ладонями вверх, медленно вести правую руку к поясу, немного скручиваясь в талии вправо.

3. Продолжая скручивать корпус, поднять правую руку вбок до уровня уха.

4. Толкнуть правую руку вперед и отвести левую руку к поясу, одновременно поворачивая верхнюю часть корпуса влево. В конце движения слегка потянуть вперед центр ладони и плечо.

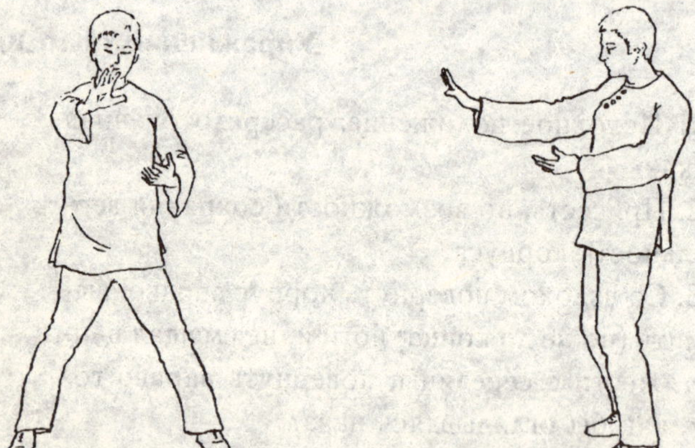

б

Упражнение «Игра с обезьяной»: а — исходное положение; б — толчок правой руки вперед

5. Поменять направление и повторить вышеописанные движения в противоположную сторону.

Упражнение «Пиала»

1. Исходное положение: ноги на ширине плеч, ступни параллельны друг другу, руки свободно опущены перед корпусом, правая кисть находится над левой.

2. Представить, что в каждой руке находятся пиалы с чаем (ладони направлены вверх).

3. Со вздохом начать движение правой кистью (голова и корпус при этом тоже поворачиваются вправо), направляя ее за спину так, чтобы пальцы были обращены к туловищу. Выполняя движение, необходимо следить взглядом за воображаемой пиалой.

4. Вращать кисть против часовой стрелки, стараясь не пролить из воображаемой пиалы чай.

5. Вернуться в исходное положение и поменять расположение кистей (левая кисть находится над правой).

6. Повторить упражнение, выполняя вышеописанные движения левой рукой.

Упражнение «Взмахи в облаках»

1. Исходное положение: ноги на ширине плеч, колени согнуты, правая рука перед лицом, левая на уровне пупка, пальцы слегка согнуты, а центр ладони немного вогнут.

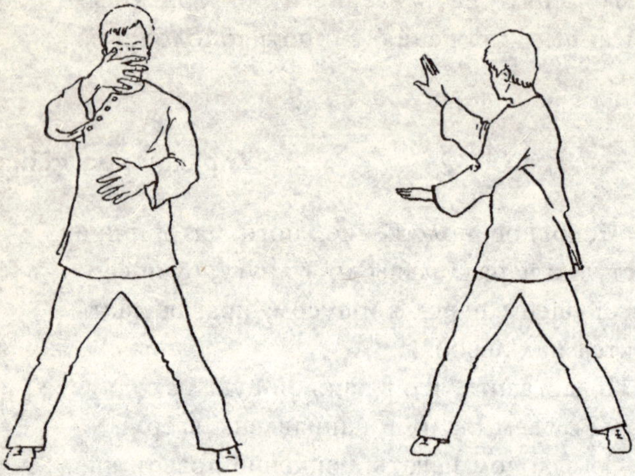

а *б*

Упражнение «Взмахи в облаках»: а — исходное положение; б — поворот корпуса

2. Кисть левой руки развернуть ладонью к полу, как бы удерживая взлетающий шарик.

3. Описать двумя руками 3–4 круга в вертикальной плоскости, при этом правую руку проводить снаружи, разворачивая ее ладонью наружу, а затем вниз, а левую вести снизу вверх изнутри ладонью внутрь.

При смене положения опускающуюся руку повернуть ладонью вниз, а поднимающуюся — ладонью внутрь.

4. Одновременно с движениями рук повернуть корпус (стопы должны остаться в прежнем положении — носками вперед).

При смене положения рук меняет направление и корпус.

Упражнение «Игра с мельничным жерновом»

1. Исходное положение: ноги на ширине плеч, руки согнуты в локтевых суставах, кисти находятся на уровне пупка ладонями вниз, корпус прямой.

2. Сделать шаг вперед и в сторону и принять устойчивое положение с согнутым правым и прямым левым коленом.

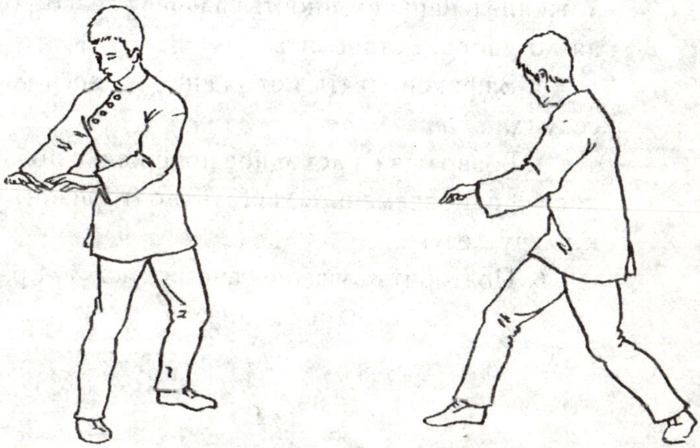

а б

Упражнение «Игра с мельничным жерновом»: а — вид спереди; б — вид сбоку

3. Правую ногу слегка повернуть носком внутрь, левую развернуть на 45°.

4. Вести обе руки по кругу в горизонтальной плоскости, при этом корпус должен следовать за руками, а ноги — оставаться в прежнем положении. Вес тела во время движений переносится с одной ноги на другую.

Упражнение «Змея»

1. Исходное положение: ноги на ширине плеч, ступни параллельны друг другу, руки свободно свисают по бокам корпуса.

2. Поднять медленно руки в стороны ладонями вниз (локти немного согнуты), до уровня плеч.

3. Двигать правую кисть по горизонтали к плечу, сохраняя при этом горизонтальное положение и направленность пальцев вправо. Дойдя до упора, остановиться.

4. Зафиксировать положение на несколько секунд.

5. Возвращая в исходное положение правую кисть, одновременно двигать по горизонтали к плечу левую.

6. Повторить вышеописанный цикл 3–4 раза.

ГЛАВА 4

Оздоровительные упражнения тай-цзи

Как правило, когда рассказывается об оздоровительных аспектах того или иного вида гимнастики, в частности тай-цзи, молодые и практически здоровые люди воспринимают прочитанную информацию скептически, думая, что им нет нужды заботиться о здоровье, которого у них, кажется, хоть отбавляй. Однако не зря говорят: «Если б молодость знала, если б старость могла». В наше время очень много людей, которые в 40–50 лет, имея богатый жизненный опыт, большой багаж знаний и желание работать, остались без сил для претворения своих способностей в жизнь.

«Медленное рождает быстрое», — утверждали даосы. Однако быстрая реакция грубого, жестокого человека может быть опасна для окружающих. Поэтому выдающиеся мастера тай-цзи огромное значение придают морально-эстетическому воспитанию своих учеников.

С другой стороны, так ли здоровы те, кто считают себя здоровыми? Если они устают к вечеру, страдают бессонницей, часто впадают в депрессию или поддаются, казалось бы, беспричинной тоске и теряют интерес к жизни, то речь уже идет о нездоровье, связанном как с воздействием неблагоприятных экологических факторов или несбалансированным питанием, так и с неустойчивостью психики.

Практически все руководства по тай-цзи обещают тому, кто освоит хотя бы один комплекс упражнений, «гибкость ребенка, здоровье лесоруба, покой ума мудреца». Но для этого, как написано в тех же руководствах, необходимо неустанно работать над собой, забыть о табаке и алкоголе, а также о злобе, зависти, скупости и эгоизме.

Кроме того, каждому человеку, намеревающемуся постичь тайны тай-цзи и укрепить здоровье, нужно в корне пересмотреть свое отношение к окружающим людям. К любому человеку надо подходить с любовью, поскольку, во-первых, все мы не безгрешны и идеальных людей не бывает; во-вторых, если даже мы думаем, что кто-то не прав, он в свою очередь имеет право думать, что не правы мы; и в-третьих, надо помнить, что духовно слабо развитые люди — тоже люди, а их сознание просто не способно адекватно оценивать собственные деяния...

Какую же пользу приносит тай-цзи? Дело в том, что сложноскоординированные движения этой гимнастики заставляют концентрироваться на их выполнении: немного отвлекшись, человек сбивается. И даже отлично выучив сложный комплекс, постоянно приходится сохранять бдительность, поскольку за каждым повтором упражнения следует свое продолжение. А сосредоточившись на чем-то одном, человек отключается от всего остального. И как правило, в этот момент перегруженные работой зоны коры головного мозга отдыхают.

Можно, конечно, отключить мышление в шавасане («позе трупа») в йоге, но овладеть этим очень непросто. А в тай-цзи близкое состояние достигается чуть ли не автоматически. Видимо, поэтому тай-цзи часто называют медитацией в движении, релаксационной гимнастикой или динамической релаксацией. Но стоит отметить, что мягкость движений тай-цзи подразумевает не безвольную расслабленность тела, а просто его раскрепощение. Сознание при этом сохраняет бдительность.

Отдых мозгу дает также замедленность движений, а движения с равномерной скоростью выравнивают потенциалы в коре головного мозга, тем самым предохраняя его от местных перегрузок.

Все движения в тай-цзи продуманы так, что энергетические меридианы, по которым циркулирует энергия ци, становятся проточными, то есть в процессе выполнения комплекса устраняются все ее заторы. Согласно представлениям китайской медицины, свободная циркуляция ци, а также ее достаточное количество и есть гарантия хорошс го здоровья и долгой жизни. К накоплению энергии ведут и округлые движения, тогда как прямолинейные, напротив, приводят к ее отдаче.

В Китае нравственный аспект учения тай-цзи называют гун-дэ — «работа над нравственностью». И если дао для человека — это его программа жизни, то дэ — это его нравственность, совесть, духовность. Древние китайские мудрецы объясняли дэ как любовь ко всему живому.

Иногда тай-цзи называют суставной гимнастикой. Связано это с тем, что она тренирует все суставы и связки, и у того, кто регулярно выполняет упражнения, они никогда не будут болеть.

Дыхательные упражнения

Путь исцеления в тай-цзи начинается с регуляции дыхания. Первые сведения, касающиеся вопроса о правильности дыхания, датируются VI веком до нашей эры. Высеченное на камне древнее китайское изречение о методе правильного дыхания гласит: «При дыхании нужно поступать следующим образом: задержать дыхание, оно накапливается, если накопилось, распространяется дальше, если дальше, то спускается вниз, становится спокойным, укрепляется. Если выпустить, то оно растет, когда выросло, нужно снова сжать. Если его сжать, оно достигнет макушки головы. Там оно давит на голову, давит вниз. Тот, кто следует этому методу, живет, а кто действует наоборот, умрет».

В одном из древних китайских трактатов написано, что «дыхание должно быть непрерывным, ненапряженным, спокойным и тонким, как будто его нет... Нужно быть радостным, тогда дыхание станет тише и тоньше, а настроение — ровным и спокойным».

Согласно представлениям китайских философов и врачей, правильное дыхание позволяет человеку поддерживать на должном уровне жизненную энергию ци.

Дыхательные упражнения, являющиеся основой всех китайских систем, позволяют не только подготовить организм к предстоящему выполнению сложных форм, но и восстановить размеренность мышления, снять напряжение, волнение, раздражение и преодолеть состояние апатии.

Промежуточные дыхательные упражнения

Данные упражнения, приведенные по мере их постепенного освоения, рекомендуется выполнять утром или днем.

Упражнение 1

1. Исходное положение: лежа, стоя или сидя.

2. Сделать глубокий вдох через нос, при этом плечи и грудь должны остаться в покое. Живот выпятится вперед, а диафрагма опустится вниз, помогая наполнить нижние отделы легких воздухом.

3. Произвести полный выдох через открытый рот. При этом живот должен втянуться.

Упражнение 2

1. Исходное положение: лежа, сидя или стоя.

2. Сделать глубокий вдох через нос, при этом живот и плечи должны остаться неподвижными.

Грудная клетка расширится, ребра несколько развернутся, а воздух заполнит в основном средние сегменты легких.

3. Произвести полный выдох через нос. При этом грудная клетка должна сжаться.

Упражнение 3

1. Исходное положение: лежа, сидя или стоя.

Осваивая дыхательные упражнения, не следует торопиться, поскольку от правильности и всесторонности изучения дыхания зависит правильность выполнения как простых, так и сложных комплексов тай-цзи.

2. Сделать вдох через нос, при этом живот и грудь остаются неподвижными, плечи приподнимаются, голова несколько отклоняется назад, что способствует заполнению воздухом преимущественно верхних отделов легких.

3. Произвести выдох через нос. При этом голова должна наклониться вперед, а плечи — опуститься.

Упражнение 4

1. Исходное положение: лежа, сидя или стоя.

2. Сделать вдох через нос, при этом сначала выпячивается живот, диафрагма опускается, затем расширяется грудная клетка, поднимаются плечи и несколько отклоняется голова.

3. Произвести выдох через нос, при этом сначала втягивается живот, поднимается диафрагма, затем сжимается грудная клетка и опускаются плечи и голова.

Полное дыхательное упражнение

Данное упражнение рекомендуется выполнять людям, страдающим повышенным давлением, головокружением и частыми головными болями.

1. Исходное положение: стоя или сидя.

2. Сделать вдох через нос, при этом сначала выпячивается живот, диафрагма опускается, затем расширяется грудная клетка, поднимаются плечи и несколько отклоняется голова.

Дыхательные упражнения помогают лучше подготовиться к выполнению работы, связанной с определенной психоэмоциональной нагрузкой. Кроме того, они быстро восстанавливают силы после тяжелой физической или психологической нагрузки.

3. Произвести двухфазовый выдох. Первая фаза: сделать выдох через нос, при этом сначала втягивается живот, поднимается диафрагма, затем сжимается грудная клетка и опускаются плечи и голова. Во время этой фазы следует совершать движения руками вперед и вниз, затем вверх и наружу, сделать полный оборот, после чего опустить руки вниз. Вторая фаза: выполнить несколько напряженный, с усиленной работой мышц передней брюшной стенки выдох через рот.

Дыхание с паузой

1. Исходное положение: сидя, стоя или лежа.

2. Сделать вдох через нос, поднять кончик языка к нёбу и задержать дыхание. Во время

паузы произнести мысленно специальную фразу (например, «Я ровно дышу» или «Мне надо дышать спокойно, ровно»), первое слово которой произносится на вдохе, последнее — на выдохе, остальные — во время паузы.

3. Произвести выдох через нос.

Встречное дыхание

1. Исходное положение: сидя, стоя или лежа.

2. Сделать вдох через нос, при этом грудная клетка расширяется, а живот втягивается.

3. Произвести выдох через рот, при этом живот выпячивается, а грудная клетка сжимается.

Очистительное дыхание

Данное упражнение рекомендуется выполнять после длительного сидения в неудобной позе или после пребывания в душном помещении. Людям, страдающим гипертонией, прежде чем начать освоение этого упражнения, желательно посоветоваться с лечащим врачом.

1. Исходное положение: стоя или сидя.

2. Сделать вдох через нос, согнуть руки в локтях, подтянуть кисти к подмышечным впадинам. При этом живот выпячивается, а грудь расширяется.

3. Задержать дыхание, прижав язык к нёбу.

4. Произвести выдох через рот (зубы должны быть сжаты) за счет легких сокращений

мышц груди и живота. По мере выдоха медленно опустить руки вниз (ладони должны быть направлены к полу).

Подражательная система дыхания

В основе подражательной системы дыхания лежат упражнения, выполняя которые человек имитирует различные эмоции: радость, удивление, настороженность, гнев и др.

Для регулирования дыхания применяются такие общеизвестные приемы, как задержка дыхания, форсированные вдох или выдох, произнесение определенных звуков или мысленное проговаривание фраз на вдохе и на выдохе, а также изменение ритма, частоты, глубины и напряженности дыхания в разных комбинациях.

1. Исходное положение: сидя или стоя.

2. Во время резкого короткого вдоха через нос имитировать гнев.

3. Произвести медленный выдох и расслабить мышцы лица.

4. Повторить вышеописанный цикл 3–4 раза.

5. Во время резкого короткого вдоха через нос имитировать удивление.

6. Произвести медленный выдох и расслабить мышцы лица.

7. Повторить вышеописанный цикл 3–4 раза.

8. Во время резкого короткого вдоха через нос имитировать страх.

9. Произвести медленный выдох и расслабить мышцы лица.

10. Повторить цикл 3–4 раза.

11. Выполнить одно из промежуточных дыхательных упражнений.

Воздействие некоторых сложных дыхательных упражнений на состояние сознания может быть очень глубоким, и чрезмерное усердие энтузиастов, старающихся как можно быстрее освоить сложные методики, иногда приводит к весьма печальным последствиям. Поэтому сложные системы дыхания рекомендуется выполнять под наблюдением опытного инструктора.

12. Во время резкого короткого вдоха через нос имитировать задумчивость.

13. Произвести медленный выдох и расслабить мышцы лица.

14. Повторить цикл 3–4 раза.

15. Во время резкого короткого вдоха через нос имитировать настороженность.

16. Произвести медленный выдох и расслабить мышцы лица.

17. Повторить цикл 3–4 раза.

18. Во время резкого короткого вдоха через нос имитировать радость.

19. Произвести медленный выдох и расслабить мышцы лица.

20. Повторить цикл 3–4 раза.

21. Выполнить полное дыхательное упражнение.

Упражнения, рекомендуемые при различных заболеваниях

Освоив дыхательные упражнения, рекомендуется перейти к выполнению несложных физических упражнений, которые не только являются весьма эффективным профилактическим средством, но и помогают избавиться от различных хронических заболеваний. Однако, занимаясь гимнастикой тай-цзи, следует помнить, что любое движение обязательно должно быть скоординировано с дыханием. В противном случае занятия не принесут ожидаемого результата.

Упражнение «Летящая птица»

Данное упражнение помогает скоординировать движения с дыханием.

1. Исходное положение: рассредоточенная стойка.

2. Поднять руки в стороны на высоту плеч и одновременно сделать вдох.

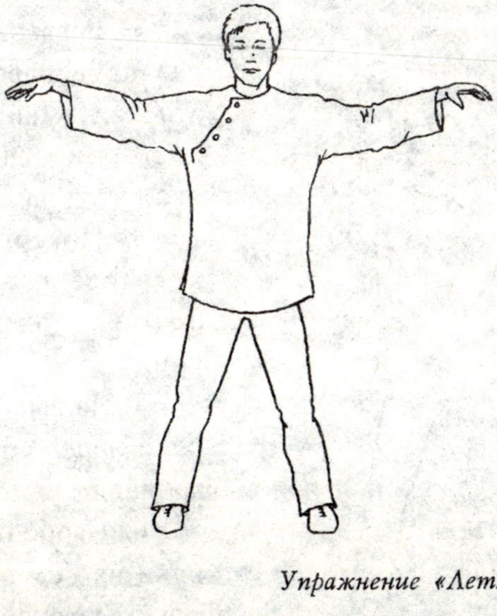

Упражнение «Летящая птица»

3. Опустить руки в исходное положение и сделать выдох.

4. Повторить упражнение 5–8 раз.

Упражнение для снятия умственного напряжения

Нижеописанное упражнение не только снимает умственное напряжение, но и помогает расслабиться физически. Кроме того, его рекомендуется регулярно выполнять людям, страдающим повышенным давлением и головокружением. Однако при депрессии и пониженном давлении это упражнение противопоказано.

1. Исходное положение: рассредоточенная стойка.

2. Сделать вдох, поднимая руки в стороны ладонями вверх. Когда руки окажутся на уровне лба, развернуть их ладонями вперед.

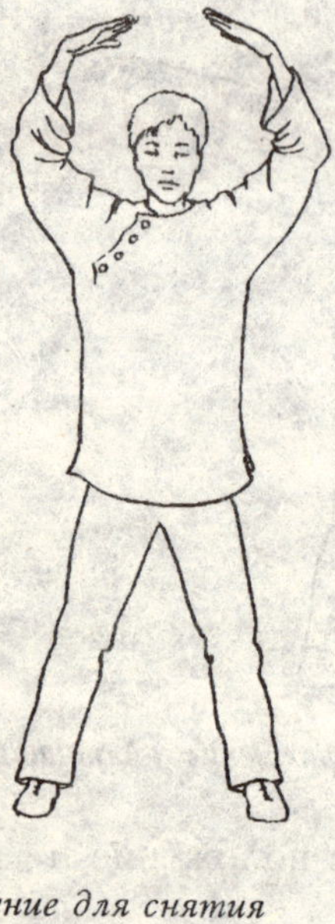

Упражнение для снятия умственного напряжения

3. Развернуть ладони пальцами навстречу, продолжая движение рук в стороны, пока они не окажутся на ширине плеч.

4. Повернуть ладони к голове и задержаться в этом положении на 1 секунду.

5. На выдохе опустить руки перед собой ладонями вниз.

6. Свободно опустить руки на бедра и зафиксировать это положение на 1 секунду.

7. Повторить упражнение 8–12 раз.

Упражнение «Движение вверх-вниз»

Данное упражнение, являющееся одним из базовых для изучающих тай-цзи, помогает добиться ритмичного дыхания, гармонирующего с движениями тела. Оно весьма эффективно в качестве дополнительного средства лечения при нарушении подвижности конечностей и артрите.

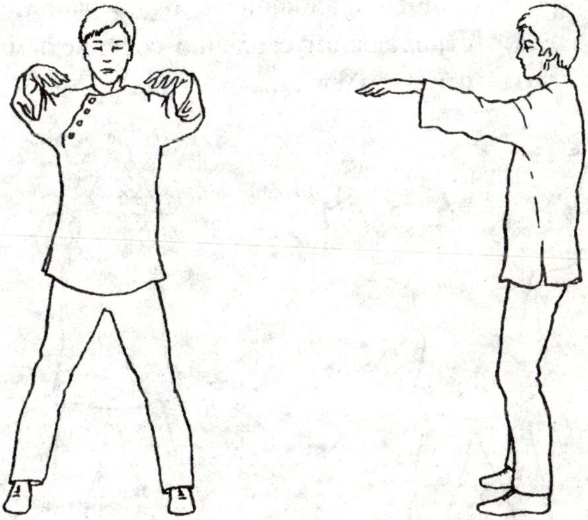

а *б*

Упражнение «Движение вверх-вниз»: а — вид спереди; б — вид сбоку

1. Исходное положение: рассредоточенная стойка.

2. Руки поднять перед собой ладонями вниз, одновременно делая вдох.

3. Когда руки окажутся на уровне плеч, начать выдох, одновременно опуская руки.

4. Немного присесть, сгибая колени.

5. Продолжая выдох, опустить руки до уровня пупка.

6. На вдохе поднять руки вверх и выпрямить колени.

7. Повторить упражнение 26–36 раз.

Упражнение «Игра с волнами»

Данное упражнение полезно выполнять людям, страдающим сердечно-сосудистыми и легочными заболеваниями.

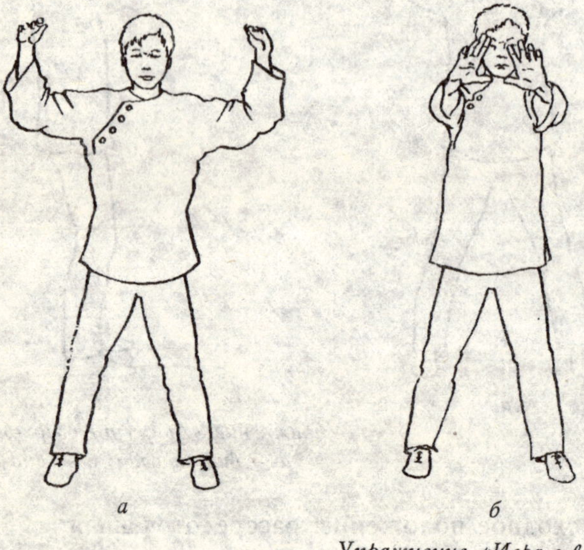

а *б*

Упражнение «Игра с волнами»:
а — поднятие рук; б — толчок ладонями вперед

1. Исходное положение: рассредоточенная стойка.

2. Делая вдох, поднять руки до уровня плеч ладонями от себя.

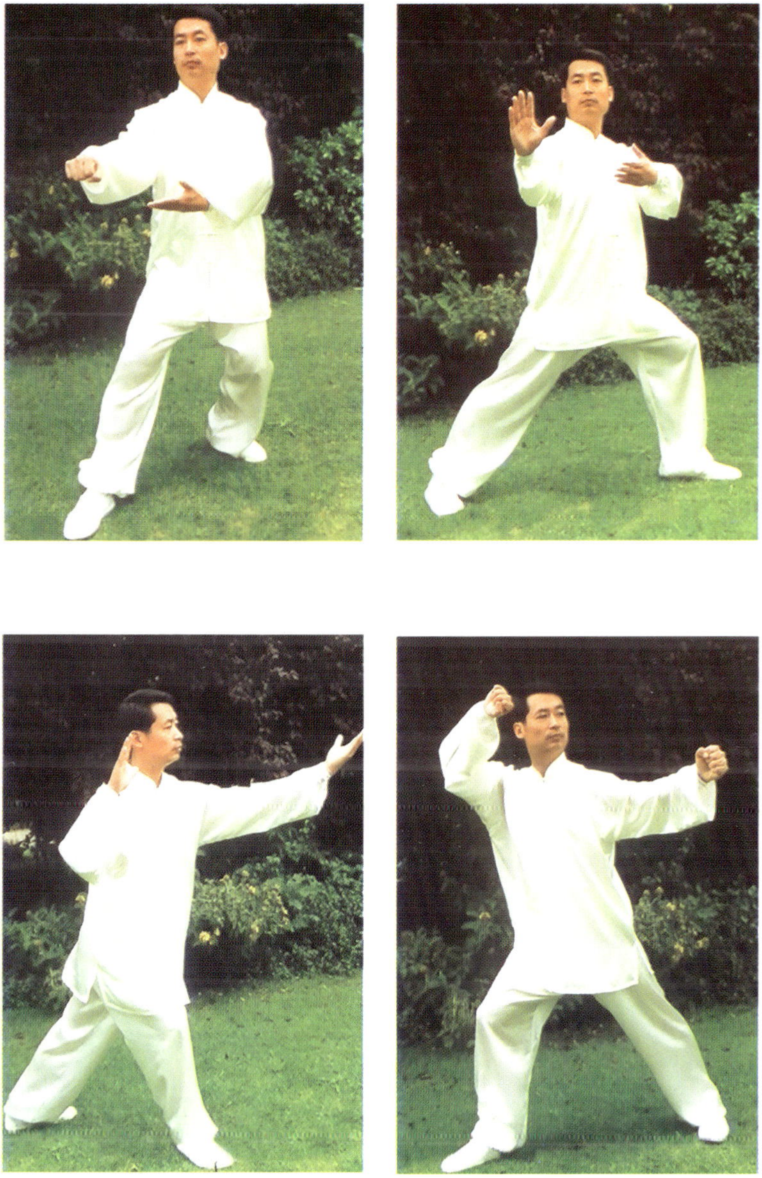

Метод рук

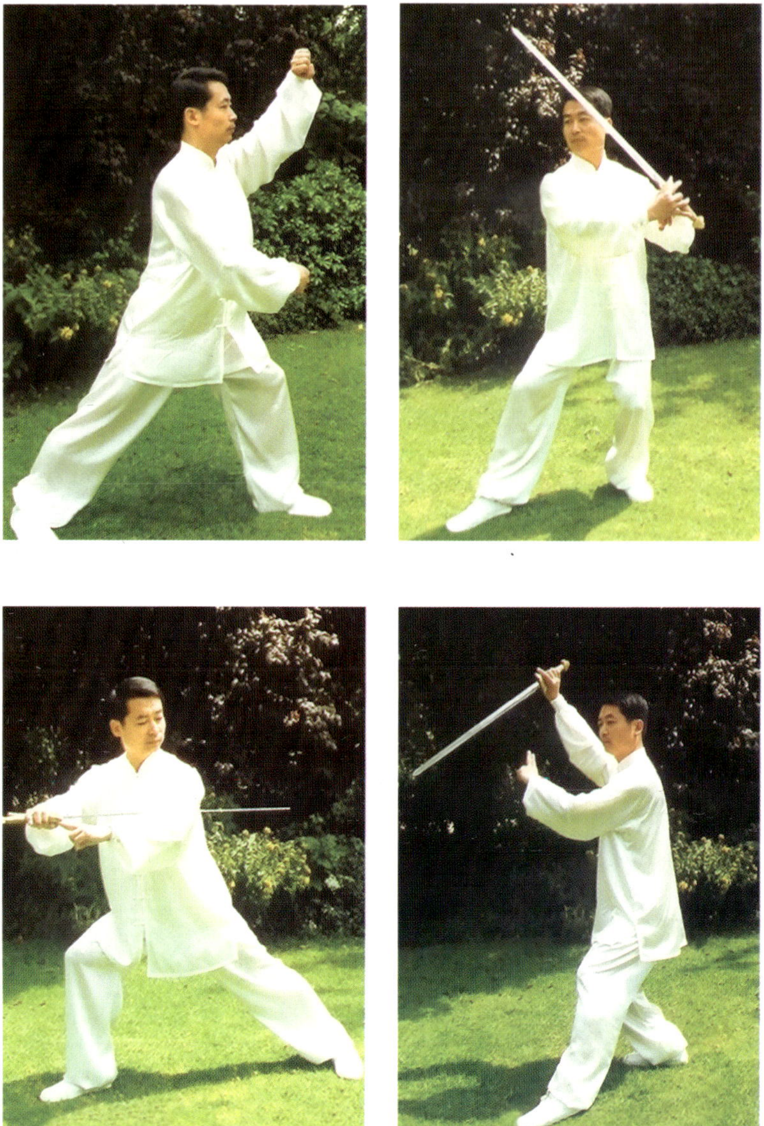

Выполнение упражнений боевого комплекса тай-цзи

Тай-цзи — путь к совершенству

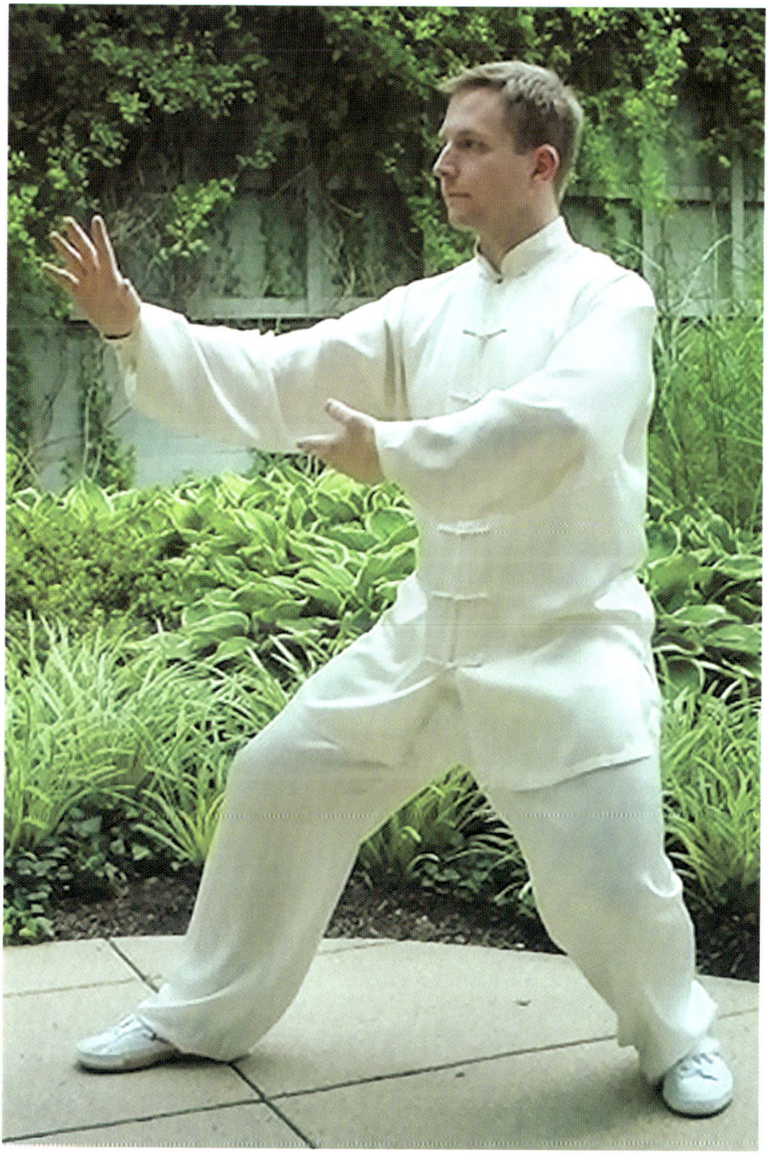

Упражнение «Игра с обезьяной»

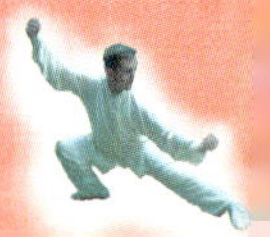

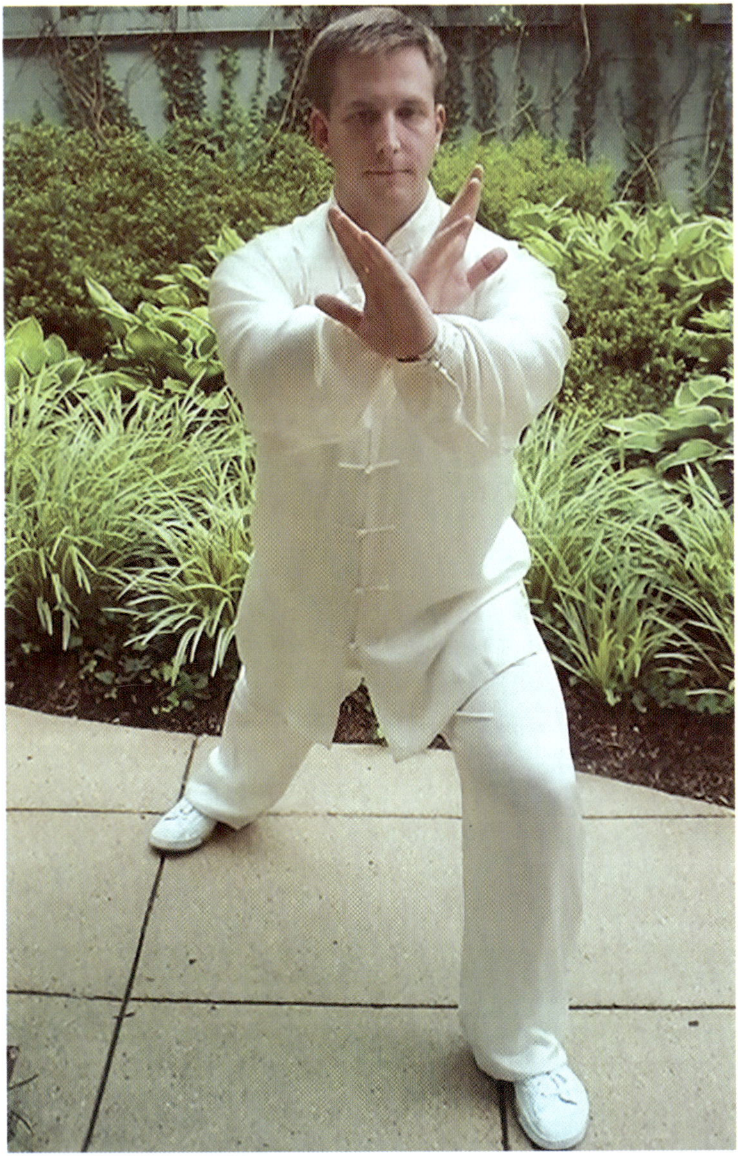

Концентрация внутренней энергии

Тай-цзи — путь к совершенству

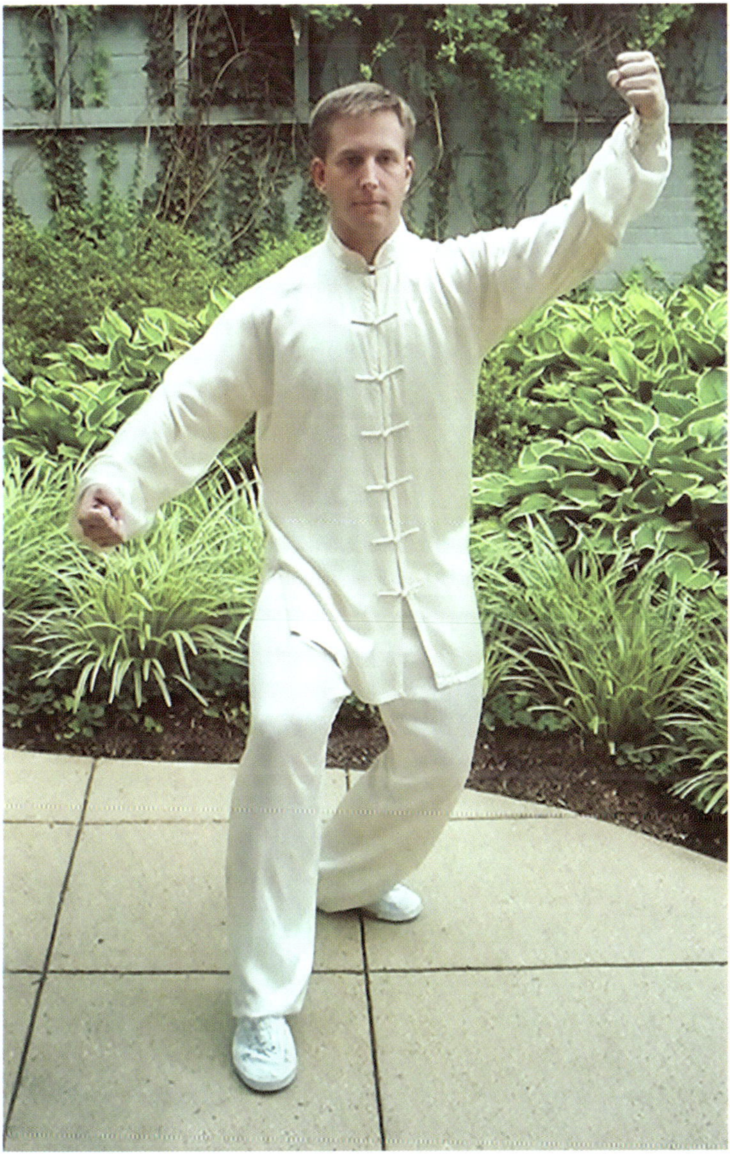

Перенос веса тела с одной ноги на другую

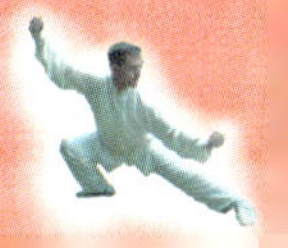

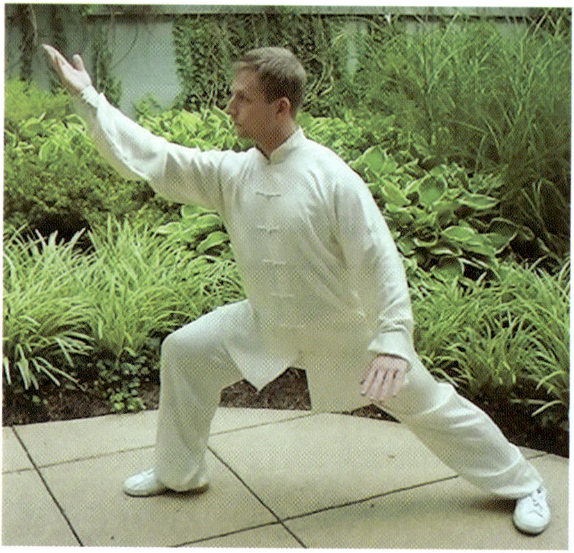

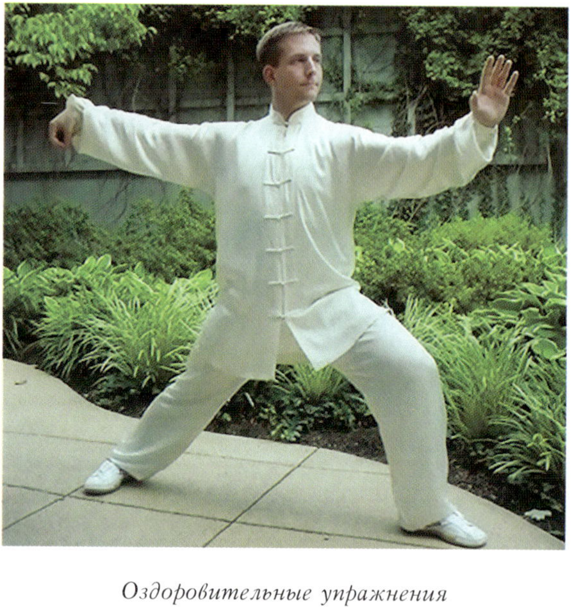

Оздоровительные упражнения

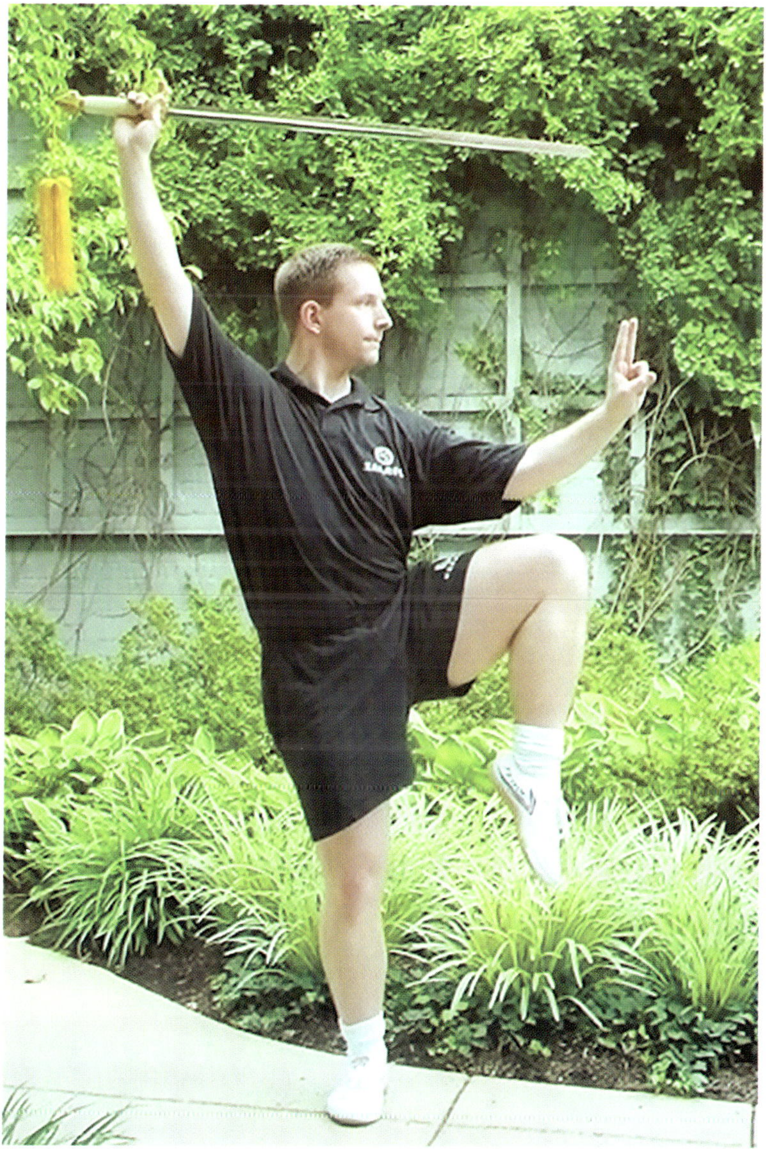

Выполнение упражнения с мечом

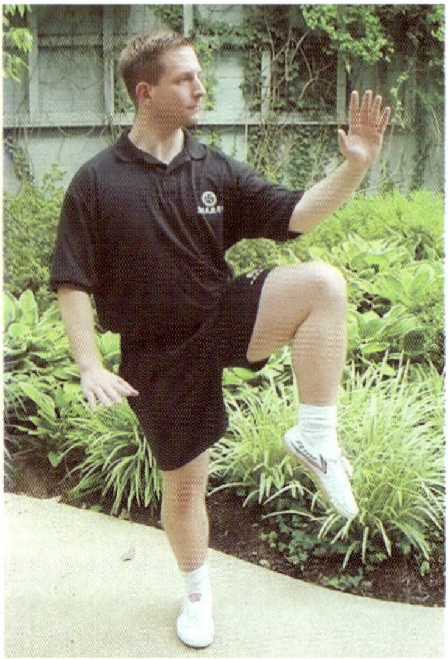

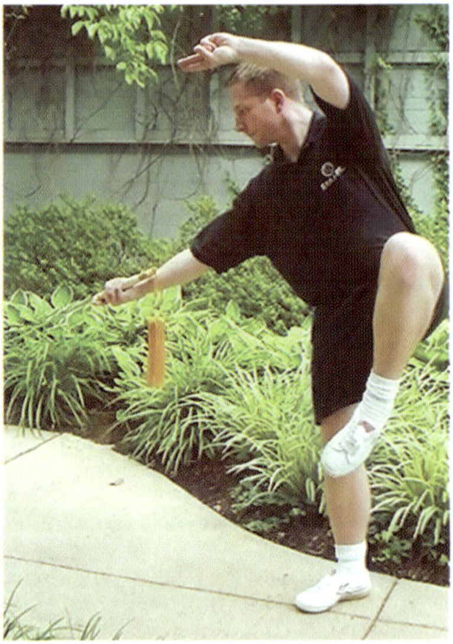

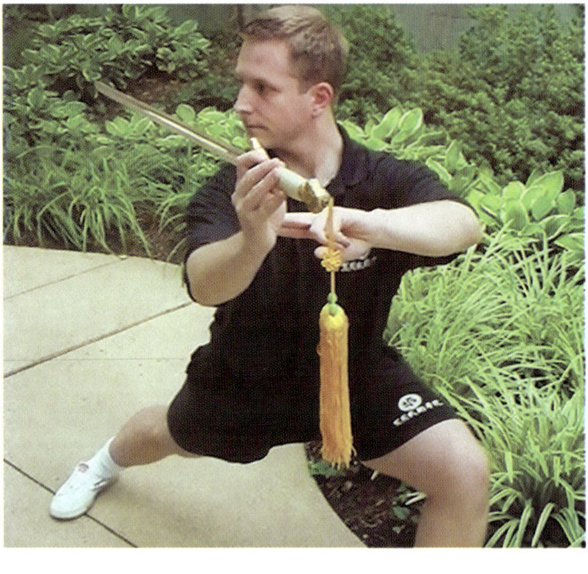

«Танец» мастера тай-цзи

Тай-цзи — путь к совершенству

3. Продолжая движение рук, согнуть локти и развернуть ладони к ушам.

4. На выдохе сделать толчок ладонями вперед (руки при этом должны находиться на уровне плеч).

5. Потянуть вперед центры ладоней, не напрягая локти.

6. Развернуть ладони друг к другу и, делая вдох, опустить руки, вернувшись в исходное положение.

7. Повторить упражнение 26–36 раз.

Упражнение «Идущий журавль»

Данное упражнение, которое вполне можно выполнять во время прогулки, полезно при депрессии и пониженном давлении. Людям, страдающим гипертонией, головными болями и головокружением, делать это упражнение не надо.

1. Двигаясь вперед медленными шагами, делать один вдох на 4–8 шагов.

2. Делая глубокий вдох, поднять руки перед собой до уровня пупка ладонями вверх.

3. Продолжая поднимать руки до уровня лба, развернуть их ладонями к себе.

4. Продолжая движение, выпрямить руки над головой, развернув их ладонями вверх.

5. Делая медленный выдох, опустить руки вниз до уровня лица ладонями от себя, а затем, опуская их до уровня бедер, развернуть ладонями вниз.

6. Повторить упражнение 20–30 раз.

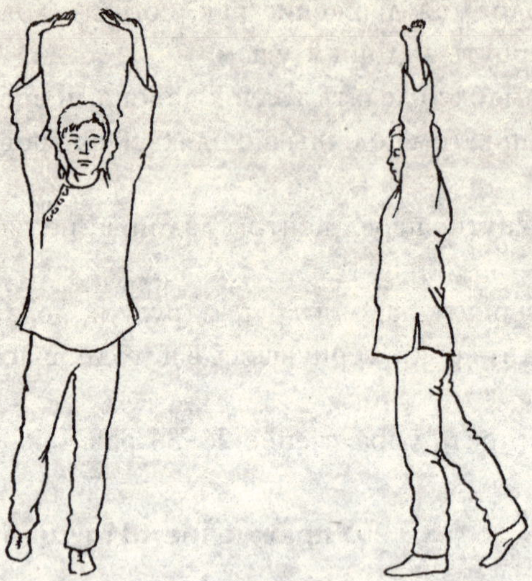

а *б*

Упражнение «Идущий журавль»: а — вид спереди; б — вид сбоку

Упражнение «Качание на волнах в океане ци»

Это упражнение, как никакое другое, помогает сбалансировать работу внутренних органов и особенно полезно для людей, страдающих запорами, несварением желудка, а также бессонницей.

1. Исходное положение: сесть на скамейку таким образом, чтобы ее край был на одном уровне с коленями; ноги чуть шире плеч; руки положить на колени; стопы поставить на землю полностью.

2. Сделать вдох, наклониться вправо, на выдохе выпрямиться.

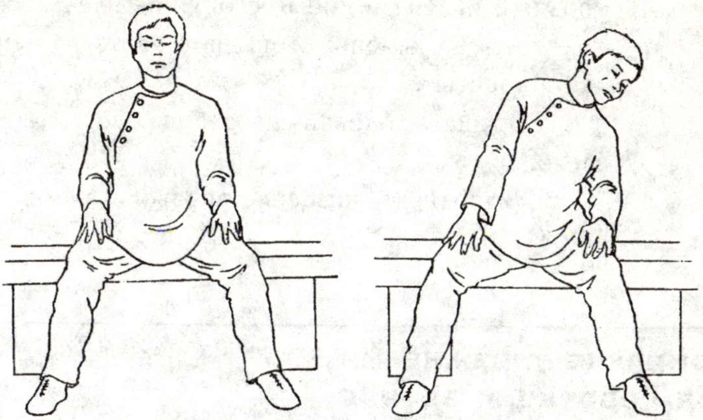

а *б*

Упражнение «Качание на волнах в океане ци»: а — исходное положение; б — наклон влево

3. Произвести вдох, наклониться влево, выдохнуть и выпрямиться.

4. Сделать вдох, отклониться назад, выдохнуть и выпрямиться.

5. Произвести вдох, наклониться вперед, сделать выдох и выпрямиться.

6. Повторить упражнение 36 раз.

Упражнение «Качание головы на волнах в океане ци»

Данное упражнение, помогающее избавиться от усталости шеи и глаз, рекомендуется выполнять тем, кто подолгу работает за компьютером.

1. Исходное положение: сесть на скамейку таким образом, чтобы ее край был на одном

уровне с коленями; ноги чуть шире плеч; руки положить на колени; стопы поставить на землю полностью.

2. Вращать головой сначала вправо, а затем влево.

3. Выполнить вращение вправо и влево по 10 раз.

Комплекс упражнений для коррекции зрения

Предлагаемый комплекс упражнений для коррекции зрения выполняется в 3 этапа.

Упражнения первого этапа — расслабление с обращением взгляда вовнутрь — основаны на представлениях традиционной китайской медицины о взаимосвязи зрения и функций внутренних органов и способствуют улучшению состояния глазных мышц.

Различные упражнения тай-цзи способствуют максимальному раскрепощению тех или иных энергетических каналов, а также большей или меньшей нагрузке на определенные функциональные системы организма.

Упражнения второго этапа служат для регулирования снабжения кровью окологлазных тканей. Кроме того, они повышают функциональные возможности глаз.

Третий этап — перемещение ци для сохранения зрения — включает наполнение организма энергией ци и подведение ее к пальцам и точкам в центре ладоней, с тем чтобы использовать энергию для терапевтического воздействия на глаза: коррекции дефектов зрения, улучшения циркуляции ци и крови в периферии глаза.

Первый этап. Расслабление с обращением взгляда вовнутрь

1. Исходное положение: сидя на стуле. Голова и туловище находятся под прямым углом к бедрам. Глаза прикрыты, на лице легкая улыбка, руки свободно лежат на бедрах. Ноги на ширине плеч, стопы параллельны, плотно прижаты к полу.

2. Постукивание зубами. Легко и ритмично сомкнуть зубы 24 раза.

3. Перемешивание моря. Выполнить 24 круговых движения языком в полости рта, сначала слева направо (движение начинать снизу вверх), затем справа налево. После каждого цикла накопившуюся слюну сглотнуть в 3 приема.

Регулярная «игра на небесном барабане» устраняет головокружения, рябь в глазах, а также лечит различные расстройства зрения.

4. Игра на небесном барабане. Поместить кисти ладонями на область ушей, положив пальцы на затылок. При этом указательные пальцы должны лежать на средних. Соскальзывающими движениями указательных пальцев 24 раза легко постучать по затылку.

5. Сосредоточение. А. Сосредоточиться на расслаблении области глаз. Перевести внутренний взор на область носа, затем горла, груди, живота, бедер, голеней, верхней части стоп, пальцев ног, последовательно расслабляя их.

Б. Сосредоточиться на расслаблении области глазного дна. Перевести фокус внимания к затылку по задней поверхности шеи, спины, поясницы, задней боковой поверхности ног, пяткам и нижним поверхностям стоп, мысленно расслабляя их.

В. Сосредоточиться на расслаблении области бровей. Перевести внутренний взор на область висков, боковые стороны лица и шеи, плечи, верхнюю часть рук, тыльные поверхности предплечий и кистей, пальцы рук, последовательно расслабляя их.

Г. В течение 1–2 минут сосредоточиться на нижней области живота, положив на нее ладони.

Д. Потереть ладони друг о друга, затем прикоснуться ими к лицу. Кончиками средних пальцев 8–10 раз протереть боковые стороны носа снизу вверх — от крыльев носа до точки между бровями, затем 8–10 раз в обратном направлении. Медленно открыть глаза и в течение 3 минут совершать вращательные движения головы, туловища, ног и рук.

Второй этап. Движения глазными яблоками в состоянии покоя

1. Исходное положение: сидя.

2. *Вращение глазными яблоками при сомкнутых веках.* Скосить глаза влево-вниз и выполнить глазными яблоками 8–10 вращательных движений, начиная сверху вниз, против часовой

стрелки, затем 8–10 аналогичных движений по часовой стрелке. Медленно открыть глаза.

3. *Вращение глазными яблоками при раскрытых веках.* Скосить глаза влево вниз и выполнить глазными яблоками 8–10 вращательных движений, начиная сверху вниз, против часовой стрелки, затем 8–10 аналогичных движений по часовой стрелке. Медленно закрыть глаза и спокойно посидеть 3 минуты.

4. *Взгляд вдаль.* Широко раскрыть глаза и зафиксировать в течение 20 секунд взгляд на объекте, расположенном не далее чем на 20 м. Лучше всего, если он будет зеленого цвета.

Одним из важных условий для погружения сознания в состояние покоя являются расслабление мышц, правильное дыхание и умение сосредоточиться на каком-либо внешнем или внутреннем объекте — части тела, органе, а также на звуках, сопровождающих вдох и выдох.

5. *Контроль за дыханием.* Прикрыть глаза и направить внутренний взор на носовые ходы.

6. *Состояние покоя.* Закрыть глаза, положить ладони на область живота, расслабиться и сидеть в течение 5–7 минут.

Третий этап. Перемещение ци для сохранения зрения

1. Исходное положение: стоя, ноги на ширине плеч, чуть согнуты в коленях, взгляд направлен вперед.

2. *Состояние покоя.* Кисти рук поместить на нижнюю часть живота. Во время вдохов и выдохов сосредоточиться на точках в центрах

ладоней. Выполнять упражнение в течение 3–5 минут, затем медленно опустить руки.

3. *Открытие и закрытие области живота с помощью движений руками.* Медленно повернуть кисти ладонями вперед, переместить их в направлении от себя на 15 см и повернуть ладонями друг к другу. Медленно округлить ладони, представив, что руки удерживают шар. На выдохе сосредоточиться на точках в центрах ладоней. На вдохе немного развести кисти и сосредоточиться на нижней части живота. Выполнить упражнение 8–10 раз, затем медленно опустить руки.

Упражнения, корректирующие зрение, особенно полезны людям, страдающим близорукостью. Кроме того, их рекомендуется регулярно выполнять людям, которые подолгу работают за компьютером.

4. *Удаление болезнетворной ци.* Медленно поднять кисти рук к глазам, приблизить ладони к глазным впадинам и сосредоточить взгляд на центрах ладоней. Слегка сомкнуть кончики пальцев и, мысленно вытягивая болезнетворную ци, медленно опустить руки по сторонам туловища. Направить пальцы вниз, встряхнуть кистями, мысленно удаляя из них болезнетворную ци. Расслабить кисти и выполнить промежуточные дыхательные упражнения, представляя, что с выдохом болезнетворная энергия удаляется через кончики пальцев.

5. *Питание ци.* Положить кисти на область пупка и сосредоточиться на нижней части живота. Потереть ладони друг о друга, сомкнуть пальцы и поместить ладони на области глаз на 1–2 минуты.

Возможные реакции организма во время и после выполнения оздоровительных упражнений тай-цзи

Реакции организма на выполнение упражнений тай-цзи подразделяются на нормальные и экстраординарные. На первых этапах занятий нормальные реакции могут не проявиться вследствие индивидуальных особенностей организма. Однако переживать по этому поводу и уж тем более пытаться во что бы то ни стало «почувствовать потоки ци» не следует, поскольку сознательная погоня за правильными ощущениями может стимулировать реакции, которые специалисты по тай-цзи называют экстраординарными и относят к отклонениям от нормы.

Нормальные реакции

К нормальным реакциям организма во время и после выполнения оздоровительных упражнений тай-цзи относятся следующие:

— приятная «ломота» в области поясницы;

— ощущение тепла в нижней части живота;

— легкая испарина;

— увлажнение глаз или слезотечение;

— обильное выделение слюны;

— ощущение легкого кожного зуда;

— легкие непроизвольные сокращения в подкожном слое мышечной ткани, иногда «пощелкивание» в суставах при выполнении отдельных движений;

Появление слез, повышенное слюноотделение и потливость во время выполнения упражнений свидетельствуют об активизации обменных процессов: организм, выводя продукты обмена, очищается. Со временем при регулярных занятиях тай-цзи количество такого рода выделений значительно уменьшается.

— усиление перистальтики желудочно-кишечного тракта;

— устранение метеоризма;

— повышение аппетита и нормализация веса;

— улучшение сна;

— прояснение мышления и повышение общего тонуса организма после выполнения упражнений;

— ощущение внутреннего комфорта во время и после тренировки.

Возможные отклонения от нормы

К экстраординарным реакциям организма во время и после выполнения упражнений тай-цзи относятся следующие:

— головокружение, легкая тошнота, ощущение тяжести в голове, головная боль;

— учащенное, прерывистое дыхание, приступы удушья;

— неприятные ощущения в нижней части живота;

— ощущение тяжести в теле;

— сухость во рту, першение в горле;

— учащенное сердцебиение;

— депрессивное состояние;

— расстройство сна;

— сонливость или погружение в сон во время выполнения дыхательных упражнений.

Если при выполнении отдельных упражнений наблюдается какое-либо из вышеперечисленных отклонений, необходимо обратиться за консультацией к лечащему врачу.

Общие сведения о режиме оздоровительных занятий

Выбор системы или набора методик, времени и места занятий тай-цзи, а также дозирование нагрузок определяются состоянием здоровья тренирующегося и целями, которые он перед собой ставит. И хотя в современных изданиях по терапии с помощью выполнения упражнений тай-цзи содержится немало своего рода «рецептов», рекомендуемых при том или ином заболевании, их универсальность весьма обманчива.

В книгах, где описываются оздоровительные методики тай-цзи, приводится, как правило, целый перечень упражнений, рекомендуемых при тех или иных заболеваниях, и оговаривается продолжительность занятий. Но, приступая к тренировкам, следует помнить, что определение конкретной комбинации движений и их дозирования — исключительная прерогатива врачей и специалистов по тай-цзи.

Дело в том, что нарушение функций той или иной системы обеспечения жизнедеятельности организма само по себе не может служить основанием для назначения того или иного комплекса упражнений, поскольку при большинстве заболеваний цепь энергетической саморегуляции обычно бывает нарушена в нескольких местах. А стимуляция какого-либо одного органа, переданная по энергетическому меридиану, в некоторых случаях может вызвать активизацию тех систем, которые при конкретном заболевании нуждаются скорее в седативном воздействии.

Зачастую люди забывают о том, насколько тонок процесс налаживания системы саморегуляции организма, и начинают фанатично выполнять сложнейшие комплексы тай-цзи, не понимая, что произвольное комбинирование методов оздоровительной гимнастики может быть не менее опасным для здоровья, чем, например, медикаментозное самолечение.

Трудно поспорить с тем, что многие люди, страдающие тем или иным хроническим заболеванием, как говорится, хватаются за соломинку и, разочаровавшись в классической медицине, пребывают в поиске чудодейственного способа самолечения. Стоит отметить, что вышеприведенные оздоровительные упражнения вовсе не являются волшебным средством от всех болезней, а просто оказывают общеукрепляющее воздействие на организм.

Освоив оздоровительные упражнения, субъективное улучшение самочувствия человек ощущает уже в первые недели занятий, что иногда приводит его к мысли о необязательности регулярных упражнений. Однако останавливаться на достигнутом ни в коем случае нельзя. Как правило, хорошее самочувствие в первые недели после начала занятий тай-цзи, скорее, бывает вызвано соблюдением режима дня, проведением некоторого времени на свежем воздухе и определенным психологическим настроем, а не действием самих упражнений. Отказ от регулярных упражнений и в связи с этим неизбежное нарушение режима и сокращение времени, проводимого на свежем воздухе, довольно быстро возвращают все на круги своя. Оздоровительный импульс, который человек получил в первые недели занятий, после отказа от тренировок исчезает, вновь начинаются приступы болезни, понижается общий тонус организма, появляются различные недомогания, ухудшается настроение и т. п.

Людям с ярко выраженным синдромом инь, например страдающим гипотонией, рекомендуется во время выполнения упражнений обращаться лицом на север.

Реальный терапевтический эффект могут принести только регулярные занятия тай-цзи, а чтобы добиться устойчивых результатов, необходимо выполнять упражнения не менее 5–7 месяцев.

Большинство упражнений тай-цзи лучше всего выполнять на свежем воздухе. Однако делать это следует в тихом, защищенном от ветра месте и ни в коем случае не на солнцепеке. Хотя многие китайские мастера рекомендуют проводить занятия в кипарисовой роще, идеальным местом для занятий в наших условиях считается сосновый бор, а также дубовая или березовая роща, поскольку энергетика этих деревьев благотворно влияет на организм человека.

При температуре окружающей среды ниже −10° С от занятий на свежем воздухе следует отказаться, особенно на первых этапах освоения тай-цзи, когда организм тренирующегося наиболее подвержен внешним воздействиям.

Одежда должна быть удобной и свободной. Перед началом занятий надо снять очки, часы, украшения, а также снять или ослабить ремень. Для тренировок необходимо подобрать удобную обувь, желательно, чтобы она была на кожаной или матерчатой подошве, без каблука.

Как известно, в большинстве комплексов тай-цзи присутствуют медитативные упражнения на расслабление и погружение в состояние покоя. В этом состоянии особенно надо остерегаться сквозняков. Лишь по прошествии нескольких месяцев, а то и лет организм тренирующегося приспособится воспринимать только необходимые ему внешние воздействия и не замечать негативные во время выполнения упражнений.

Перед началом занятий обязательно нужно опорожнить мочевой пузырь и кишечник. Если человек будет вспоминать об этом только во время выполнения упражнений, у него очень быстро может возникнуть весьма устойчивый рефлекс на упражнения тай-цзи (такие случаи в практике известны).

Все мастера тай-цзи рекомендуют занимающимся гимнастикой соблюдать определенный режим труда, отдыха, питания, а также сексуальной жизни. Китайские медики советуют тренирующимся вести обычный здоровый образ жизни, то есть ложиться спать до полуночи и вставать не позже шести часов утра. По мере нормализации функций организма потребность во сне уменьшается сама собой, так как сон становится спокойней, крепче и на него требуется меньше времени.

Что касается диетического питания, то занимающемуся тай-цзи не стоит пренебрегать советами своего лечащего врача, поскольку китайская диетология — дисциплина не менее сложная, чем сама китайская медицина, и сведения о градации продуктов по качествам инь и ян, которые можно почерпнуть из различных пособий, не являются основанием для «медицинских» кулинарных экспериментов. Единственное, что можно посоветовать человеку, решившему вплотную заняться своим здоровьем и освоить упражнения тай-цзи, — это есть как можно больше овощей и фруктов и по возможности ограничить потребление мяса и мучных продуктов.

Согласно китайской медицине, воплощенный в ци определенный «вкус» по закону однородности поглощается теми или иными системами организма, стимулируя в умеренном количестве и нарушая в чрезмерном их функции. Например, соленый «вкус» поступает в кровь и при избытке может вызвать ее «сгущение». Именно поэтому люди, страдающие сердечно-сосудистыми заболеваниями, должны ограничивать потребление соли.

Как уже говорилось, большое место в психофизиологической гигиене тай-цзи отводится эмоциональному равновесию. Однако человек не должен быть бесстрастным манекеном и полностью ограждать себя от забот, волнений и радостей жизни. По сути, речь идет о полноценной, эмоционально насыщенной и заполненной делами жизни, в которой выдержка должна быть не судорожным волевым усилием, а осознанием особенностей своей психофизиологической структуры и способностью управлять ею.

Очень категоричны высказывания китайских врачей о необходимости ограничений в сексуальной сфере. Так, в первые три месяца занятий тай-цзи предписывается полный отказ от половой жизни. В китайской традиции принято считать, что настоящим мастером можно стать лишь при условии почти полного воздержания от траты «семени» — цзин.

Однако синкретическая позднесредневековая китайская традиция отвергла древние представления медицины о сексуальном воздержании во время занятий гимнастикой. В настоящее время большинство специалистов по тай-цзи считают половую близость необходимым условием поддержания баланса ци в организме человека.

ГЛАВА 5

Комплексы упражнений тай-цзи

Комплексы упражнений тай-цзи рассчитаны на тех, кто уже освоил основные движения, а также отдельные элементы этой гимнастики. Движения нижеприведенных комплексов надо выполнять медленно и плавно, используя внутреннюю силу и ровное дыхание. Как правило, одно движение соответствует одному дыхательному циклу (вдох — выдох). Начинать выполнение любого комплекса желательно с упражнений на растяжку — стрейчинга.

Интенсивность работы и количество повторений нужно увеличивать постепенно, следя за тем, чтобы упражнения не вызывали переутомления и состояния беспокойства.

Стрейчинг

Делая упражнения на растяжку, начинать движения следует с небольшой амплитуды, увеличивая нагрузку на связки постепенно. При этом должно чувствоваться натяжение и напряжение в мышцах. Кроме того, все движения должны быть скоординированы с дыханием.

Исходным положением для всех нижеприведенных упражнений является рассредоточенная стойка.

Потягивание

1. На вдохе поднять руки перед собой таким образом, чтобы ладони смотрели вверх, а пальцы рук касались друг друга.

Во время выполнения упражнений тай-цзи длительность вдоха и выдоха, если она не оговорена специально, должна быть естественной.

2. Вытянуть руки над головой ладонями вверх и потянуться.

3. На выдохе опустить руки по бокам ладонями вниз.

4. Наклониться вниз, как можно сильнее складывая корпус в поясе.

5. На вдохе сделать руками зачерпывающее движение, на выдохе выпрямиться.

6. Повторить упражнение 2–8 раз.

Повороты корпуса

1. На вдохе скрестить руки перед грудью. При этом левая рука должна находиться над правой (пальцы левой руки смотрят вправо, а правой — влево).

2. Одновременно развести руки в стороны ладонями вверх и повернуть туловище влево, вытягивая руки и пальцы.

3. На выдохе посмотреть назад и вернуться в исходное положение, поместив правую руку поверх левой.

4. Повторить движение вправо.

5. Выполнить упражнение 2–6 раз.

Толчок руками

1. Сделать шаг в сторону, поставив ноги на двойную ширину плеч.

2. На вдохе медленно поднять руки в стороны, а затем, сгибая локти, поднести руки к ушам.

3. На выдохе выполнить толчок руками от себя. При этом большие пальцы должны быть отставлены и направлены вниз.

4. На вдохе согнуть колени и присесть, как бы отталкиваясь от чего-то руками.

5. На выдохе вернуться в исходное положение, опустить руки и выпрямиться, зафиксировав позу на 1 минуту.

6. Повторить упражнение 2–6 раз.

Скручивание корпуса

1. Сделать шаг в сторону, поставив ноги на двойную ширину плеч.

2. На вдохе согнуть локти, медленно поднять открытые ладони до уровня пояса, выпрямить пальцы (большие пальцы должны быть отставлены).

3. Скручивая корпус влево, на выдохе вытянуть вперед прямую правую руку большим пальцем вверх (при этом левое колено следует согнуть).

4. Вернуться в исходное положение.

5. Повторить движение в противоположную сторону.

6. Выполнить упражнение 2–8 раз.

«Два дракона»

1. Встать прямо и поставить ноги таким образом, чтобы расстояние между ними равнялось ширине стопы.

2. На вдохе согнуть руки в локтевых суставах, развернуть их ладонями вверх на уровне груди.

3. Поворачивая запястья, вытянуть руки вперед (большой палец направлен вверх).

4. На выдохе выпрямить руки и медленно присесть как можно ниже, не отрывая стоп от пола.

5. Вернуться в исходное положение.

6. Повторить упражнение 2–4 раза.

«Нападающий богомол»

1. Сделать выпад в сторону. При этом правая нога согнута в колене, левая выпрямлена, расстояние между ними — две с половиной ширины плеч.

2. На вдохе поднять руки до уровня груди ладонями вверх.

3. На выдохе плавно отвести локти назад и, медленно поднимая руки над головой, согнуть правую ногу в коленном суставе, немного опус-

кая бедра (ладони направлены вверх).

4. На вдохе выпрямить пальцы, корпус и руки и, смотря вверх, двигать бедра немного вперед и вниз.

Основной целью упражнений на растяжку является подготовка организма к более серьезной нагрузке — выполнению сложных комплексов тай-цзи.

5. Постепенно выпрямляя корпус (большие пальцы отставлены и направлены вперед, а остальные плотно сжаты), вернуться в исходное положение и сделать глубокий выдох.

6. Выполнить вышеописанные движения в левую сторону.

7. Повторить упражнение 4–8 раз.

Расслабление

1. На вдохе поднять руки через стороны вверх.

2. На выдохе медленно, напрягая мышцы, опустить руки перед грудью и расслабиться.

3. Повторить упражнение 6–8 раз.

Комплекс из шести движений

Достаточно простой комплекс, состоящий из шести движений, позволяет скоординировать движения с дыханием и тем самым активизировать жизненную энергию ци. Все движения, входящие в данный комплекс, должны быть плавными и мягкими.

Движение 1

1. Исходное положение: стоя, ноги на ширине плеч, ступни параллельны друг другу, колени слегка согнуты, тело расслаблено.

2. Кисти рук отогнуть в стороны ладонями вверх.

3. На вдохе колени распрямить, руки поднять, сохраняя направленность ладоней вверх.

4. Руки распрямить в локтевых суставах, кисти свернуть через верх внутрь, так чтобы они оказались ладонями вниз (пальцы направлены друг к другу).

5. На выдохе медленно согнуть ноги в коленях, кисти рук при этом опускаются ладонями вниз и внизу разворачиваются наружу ладонями вверх.

6. Выполнить цикл 6–8 раз.

Движение 2

1. Исходное положение: стоя, ноги на ширине плеч, ступни параллельны друг другу, колени слегка согнуты, тело расслаблено, кисти рук на высоте груди, пальцы направлены вверх, ладони находятся на расстоянии 2–3 см друг от друга.

2. На вдохе поднять руки вверх перед корпусом, сохраняя их положение относительно друг друга. При этом корпус поднимается, а колени выпрямляются.

3. Кисти развернуть наружу. При этом руки расходятся в стороны ладонями вниз.

4. На выдохе кисти опустить вертикально вдоль боков тела (ладони направлены вниз).

5. Вернуться в исходное положение.

6. Повторить цикл 4–6 раз.

Движение 3

1. Исходное положение: стоя, ноги на ширине плеч, ступни параллельны друг другу, колени слегка согнуты, тело расслаблено.

2. Поднять руки до уровня груди и мысленно обнять ими дерево. При этом пальцы направлены друг к другу, плечи опущены, локти висят, корпус вертикальный.

3. Со вдохом развернуть кисти ладонями вверх и наружу и сделать широкий взмах в стороны и назад. Корпус при этом поднимается.

4. С выдохом опустить корпус и одновременно как бы перенести что-то сзади вперед (кисти описывают круги).

5. Вернуться в исходное положение.

6. Выполнить цикл 6–8 раз.

Комплекс из шести движений может выполняться в течение всего дня, за исключением периода с 12 до 14 часов, поскольку занятия в это время чреваты слишком быстрым «подъемом ян», что особенно вредно для людей среднего и пожилого возраста.

Движение 4

1. Исходное положение: стоя, ноги на ширине плеч, ступни параллельны друг другу, колени слегка согнуты, тело расслаблено, кисти

рук находятся у груди ладонями вниз, пальцы направлены вперед.

2. Вращать кисти рук по горизонтальному кругу (6 кругов в одну сторону, 6 в другую), сохраняя их положение относительно друг друга. Когда кисти движутся вдали от тела, на вдохе поднять корпус, а когда вблизи — на выдохе опустить.

3. Вернуться в исходное положение.

4. Повторить цикл 6 раз.

Движение 5

1. Исходное положение: стоя, ноги на ширине плеч, ступни параллельны друг другу, колени слегка согнуты, тело расслаблено, кисти рук находятся у груди ладонями вниз, пальцы направлены вперед.

2. Вращать кисти рук по вертикали (6 кругов в одну сторону, 6 в другую). При этом ладони направлены вперед, пальцы — вверх, кисти находятся рядом друг с другом. Когда руки поднимаются, на вдохе поднять корпус, когда опускаются, на выдохе опустить корпус.

3. Вернуться в исходное положение.

4. Повторить цикл 6–8 раз.

Движение 6

Эта статическая поза, называемая «стояние столбом», считается весьма полезной как в оздоровительном плане, так и в качестве отдыха после тяжелых физических нагрузок. Кроме того, стояние столбом рекомендуется для накопления сил перед выполнением сложных комплексов упражнений.

1. Поставить ноги на ширине плеч, ступни параллельны друг другу. Корпус, сохраняя вертикальность, опустить вниз. Стойка должна быть устойчивой и удобной.

2. Поднять руки вперед и вверх ладонями вниз (кисти висят) до уровня груди или пупка.

3. Повернуть ладони друг к другу и «обнять дерево». При этом плечи опущены, локти висят, пальцы рук направлены кончиками друг к другу (расстояние между ними около 10 см), ладони смотрят друг на друга.

4. Мысленно проговорить: «Надо мной — голубое небо, подо мной — земля-кормилица, я — посередине. Я в гармонии с небом и землей, со всей природой... Я спокоен (спокойна). Поток моих мыслей постепенно утихает и куда-то уходит. Проходя по меридианам, жизненная энергия не встречает на своем пути никаких препятствий».

Как ни странно это может показаться, наиболее сложными для выполнения считаются именно статические упражнения тай-цзи, где «ничего не надо делать». Дело в том, что правильно расслабиться и достичь нужного состояния сознания самостоятельно удается далеко не каждому человеку. Поэтому, прежде чем выполнять статические упражнения, желательно получить рекомендации инструктора. Большинство мастеров тай-цзи обладают способностью к внушению и помогают ученикам войти в нужное состояние.

5. Выходя из позы, следует поставить ступни вместе. Руку (мужчины — левую, женщи-

ны — правую) положить основанием большого пальца на пупок, другую руку поместить сверху. Зафиксировать данное положение на 1 минуту.

6. Опустить руки, медленно сесть в удобное кресло и мысленно проговорить: «Я хорошо отдохнул (отдохнула), набрался (набралась) сил, которые помогут мне преодолеть все препятствия».

Комплекс из 8 упражнений для прочистки энергетических каналов рук и ног

Из 12 основных энергетических меридианов 6 проходят по рукам, а 6 — по ногам. Поскольку по этим каналам энергия ци должна циркулировать беспрепятственно, им следует быть чистыми.

Данный комплекс упражнений разработан специально для прочистки энергетических меридианов. Регулярное выполнение нижеприведенных упражнений окажет благоприятное воздействие на организм и повысит его общий тонус.

Упражнение 1. «Толчок с наклоном»

1. Исходное положение: стоя, левая нога выставлена вперед и несколько вывернута внутренней стороной наружу.

2. На выдохе сделать руками толчок вперед и нагнуться. При этом кисти, медленно опускаясь, приближаются к большому пальцу левой ноги.

3. На вдохе поднять руки вдоль внутренней стороны левой ноги, как бы поглаживая ее, и подвести к груди.

4. Повторить вышеописанный цикл движений, выставив вперед правую ногу.

5. Выполнить упражнение 4–8 раз.

Упражнение 2. «Толчок без наклона»

1. Исходное положение: стоя, левая нога выставлена вперед и несколько вывернута внутренней стороной наружу, руки подняты до уровня груди.

2. На выдохе сделать толчок ладонями вперед.

3. На выдохе вернуть правую руку в исходное положение.

4. На вдохе вернуть левую руку в исходное положение.

5. Повторить вышеописанный цикл движений, выставив вперед правую ногу.

6. Выполнить упражнение 6–10 раз.

Упражнение 3. «Собирание ци»

1. Исходное положение: стоя, ноги на ширине плеч, ступни параллельны друг другу, руки подняты до уровня груди.

2. На вдохе развести кисти в стороны, ладони при этом смотрят вниз.

3. На выдохе вернуть кисти в исходное положение.

4. Повторить упражнение 8–10 раз.

Упражнение 4. «Плавное скольжение»

1. Исходное положение: стоя, ноги на ширине плеч, ступни параллельны друг другу, руки подняты до уровня груди.

2. Правую руку отвести вправо ладонью вниз, левую кисть поместить у подмышки правой руки ладонью вверх.

3. На выдохе повернуть корпус влево. При этом левая ладонь плавно скользит вдоль правой руки.

Упражнения тай-цзи не рекомендуется выполнять в то время, когда человек чувствует сильный голод, усталость, очень расстроен или возбужден.

4. На вдохе повернуть корпус вправо и вернуть руки в исходное положение.

5. Выполнить упражнение 2–4 раза.

Упражнение 5. «Погружение ци в область даньтань»

1. Исходное положение: стоя, ноги на ширине плеч, ступни параллельны друг другу, руки опущены вдоль туловища.

2. На вдохе поднять руки вперед (кисти висят) до уровня плеч.

3. Двигая локти на себя (кисти принимают горизонтальное положение, пальцы смотрят

вперед), на выдохе повернуть кисти ладонями вниз.

4. На вдохе поместить кисти по сторонам туловища (локти окажутся за корпусом).

5. На выдохе вернуть руки в исходное положение.

6. Выполнить упражнение 6–8 раз.

Упражнение 6. «Взмахи руками»

1. Исходное положение: стоя, левая нога выставлена вперед и несколько вывернута внутренней стороной наружу, левая рука на пояснице ладонью наружу.

2. На вдохе сделать правой рукой взмах назад-вверх и вперед-вниз и, нагнувшись, выдохнуть и прикоснуться к носку левой ноги. При этом кончики пальцев и ладонь идут вдоль внутренней стороны левой ноги, а затем вверх и, дойдя до уровня груди, откидываются вправо и назад (корпус немного разворачивается вправо).

3. Вернуться в исходное положение и поменять положение рук и ног: правая нога выставлена вперед и правая рука на пояснице.

4. Выполнить упражнение правой рукой.

5. Повторить упражнение 4–6 раз.

Упражнение 7. «Сплетение рук»

1. Исходное положение: стоя, ноги немного шире плеч, ступни параллельны друг другу,

пальцы рук сплетены, кисти висят перед корпусом ладонями вниз.

2. На вдохе повернуть корпус вправо. При этом кисти движутся вверх ладонями вперед.

3. На выдохе поставить левую ногу на носок, затем вернуться в исходное положение.

4. Повторить упражнение с поворотом корпуса влево.

5. Выполнить упражнение 10–12 раз.

Упражнение 8. «Ветки ивы»

1. Исходное положение: стоя, ноги на ширине плеч, обе руки находятся справа на уровне плеч, ладонь правой смотрит вперед, левой — назад.

2. На вдохе медленно вести руки влево. При этом корпус поворачивается влево.

3. На выдохе вернуться в исходное положение.

4. На вдохе медленно вести руки вправо. При этом корпус поворачивается вправо.

5. На выдохе вернуться в исходное положение.

6. Повторить упражнение 12–14 раз.

Комплекс из 18 упражнений

Данный комплекс составлен на основе некоторых методов тай-цзи цюань в сочетании с регулированием дыхания по цигуну. Особенностями нижеприведенных упражнений являются простота движений и легкость их освоения. Стоит отметить, что этот комплекс пользуется широкой популярностью в Китае, поскольку оказывает не только общеукрепляющее воздействие на организм, но и является хорошим вспомогательным средством при лечении различных хронических заболеваний.

Упражнения комплекса выполняются в нижеприведенной последовательности.

Упражнение 1. «Исходное положение и регулирование дыхания»

1. Встать естественно, ноги поставить на ширину плеч, ступни — параллельно друг другу, взгляд направить вперед, руки опустить.

2. На вдохе медленно поднять руки вперед таким образом, чтобы кисти оказались чуть выше плеч ладонями вниз.

3. Удерживая корпус в вертикальном положении, немного присесть.

4. На выдохе легко надавить кистями вниз по вертикали до уровня пупка (ладони направлены вниз).

5. Вернуться в исходное положение.

6. Повторить упражнение 6 раз.

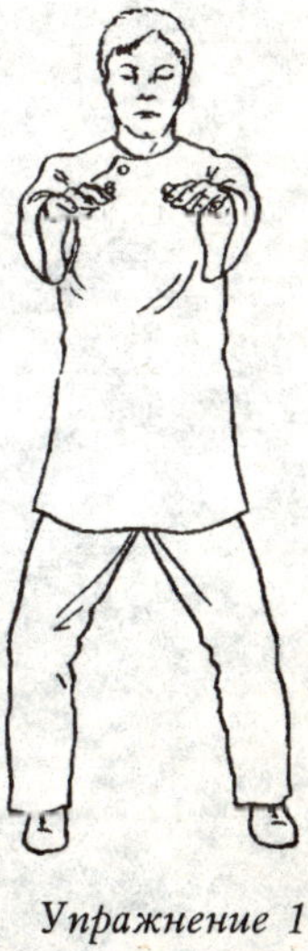

Упражнение 1

Упражнение 2. «Объятия»

Гимнастику тай-цзи вряд ли можно назвать просто развлечением, поскольку занятия ею требуют немалых затрат времени и сил. Выполняя отдельные элементы комплекса, надо постоянно помнить о трех условиях, способствующих успеху: настойчивости, регулярности тренировок и добросовестности.

1. Ноги согнуть в коленях.

2. На вдохе поднять кисти параллельно земле вперед до уровня груди, при этом плавно выпрямить ноги в коленях.

3. Ладони, направленные вниз, повернуть друг к другу и развести в обе стороны.

4. На выдохе разведенные кисти по горизонтали свести вперед, соединяя их перед грудью, повернуть ладонями вниз и, как бы надавливая ими вниз, вновь согнуть ноги в коленях.

5. Повторить данное упражнение 6 раз.

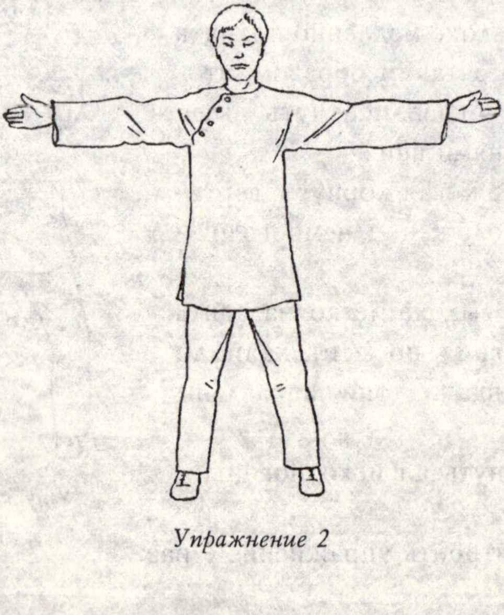

Упражнение 2

Упражнение 3. «Радуга»

1. Продолжая движение, описанное в пункте 4 предыдущего упражнения, на вдохе поднять кисти до уровня груди, выпрямляя колени.

2. Поднять кисти над головой, выпрямить руки и обратить центры ладоней вперед.

3. Перенести центр тяжести на правую ногу, немного согнуть ее, коснуться всей стопой земли. Выпрямить левую ногу, при этом оторвать от земли пятку и коснуться земли носком.

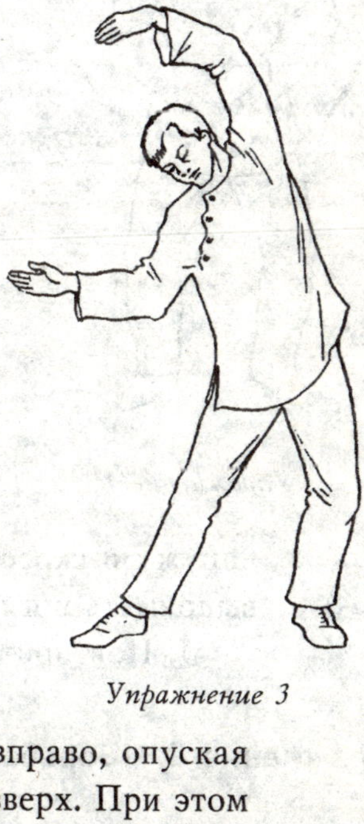

Упражнение 3

4. Левую кисть вытянуть влево, опуская руку до уровня плеч ладонью вверх. При этом правую руку согнуть в локте, придавая ей форму полуокружности и поднимая кисть к макушке ладонью вниз (корпус сдвигается вправо).

5. На выдохе перенести вес тела на левую ногу, согнуть ее, коснуться стопой земли. Выпрямить правую ногу, при этом оторвать от земли пятку и коснуться земли носком.

6. Правую кисть вытянуть вправо, опуская руку до горизонтали ладонью вверх. При этом левую руку согнуть в локте, придавая ей форму полуокружности и поднимая кисть к макушке ладонью вниз (корпус сдвигается влево).

7. Повторить вышеописанное упражнение 6 раз.

Упражнение 4. «Разделение облаков»

1. Продолжая движение, описанное в пункте 6 предыдущего упражнения, на вдохе перенести проекцию центра тяжести в точку посередине между ступней.

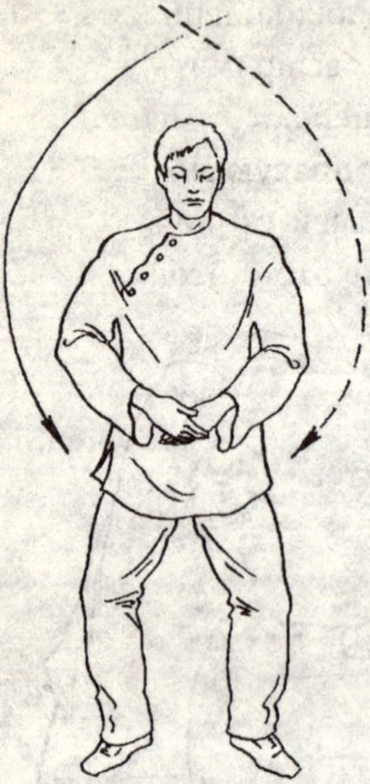

Упражнение 4

2. Центр левой ладони обратить вверх. Поднять правую руку, скрестить руки над макушкой. При этом ладони должны быть направлены вверх.

3. На выдохе перевернуть кисти ладонями вниз, опустить руки через стороны вниз и скрестить их перед нижней частью живота (правая ладонь должна находиться сверху). Согнуть ноги в коленях.

4. На вдохе поднять руки через стороны вверх ладонями наружу и скрестить их над головой. При этом выпрямить ноги в коленях.

5. Повторить упражнение 6 раз.

Упражнение 5. «Борьба с обезьяной»

1. Продолжая движение, описанное в пункте 4 предыдущего упражнения, на выдохе скрестить кисти перед нижней частью живота.

2. На вдохе вытянуть левую руку вперед ладонью вверх. Правую кисть провести вправо ми-

мо нижней части живота до поясницы и, проводя назад, опустить вниз, затем поднять вверх, описывая ровную дугу. Корпус при этом поворачивается вправо.

3. На выдохе согнуть правую руку в локте, выполнить движение кисти вперед.

4. Вытянутую вперед левую руку подвести по горизонтали к груди. Во время движения потирать кистью основание большого пальца правой руки.

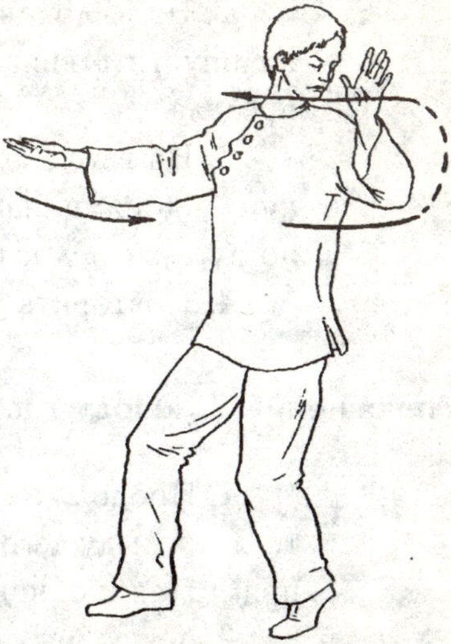

Упражнение 5

5. На вдохе продолжать движение левой кисти назад, описывая ею дугу вниз — назад — вверх, корпус при этом поворачивается влево.

6. На выдохе согнуть левую руку в локте, выполнить движение кисти вперед.

7. Кисть правой руки подвести по горизонтали к груди, при этом потирая основание большого пальца левой руки.

8. Повторить упражнение 6 раз.

Перед тем, как приступить к выполнению сложных упражнений, надо провести легкую разминку.

Упражнение 6. «Гребля»

1. Продолжая движение, описанное в пункте 7 предыдущего упражнения, на вдохе выпрямить и поднять перед собой руки.

2. На выдохе наклонить корпус вперед. Руки опустить вниз и отвести по дуге назад до предела.

3. На вдохе выпрямить корпус, прямые руки с ладонями, направленными вперед, поднять по дуге вперед и вверх над головой.

4. Повторить упражнение 6 раз.

Упражнение 7. «Подтягивание шара»

1. Продолжая движение, описанное в пункте 3 предыдущего упражнения, на выдохе выпрямиться и одновременно опустить руки вниз.

2. Левую руку оставить неподвижной, а правой продолжать движение к левому плечу (ладонь должна быть направлена по линии движения вверх и немного влево).

3. Когда кисть окажется против левого плеча, сделать вдох и выполнить движение, как бы тянущее шар. При этом перенести центр тяжести на левую стопу, а носком правой упереться в землю.

4. Кисть правой руки перевернуть ладонью вниз и немного вправо и с выдохом опустить руку.

5. Центр тяжести перенести на правую стопу, упираясь в землю носком и приподняв пятку.

6. Правую руку оставить неподвижной, а левой выполнить движение к правому плечу.

7. Когда кисть окажется против правого плеча, сделать вдох и произвести движение, как бы подтягивающее шар.

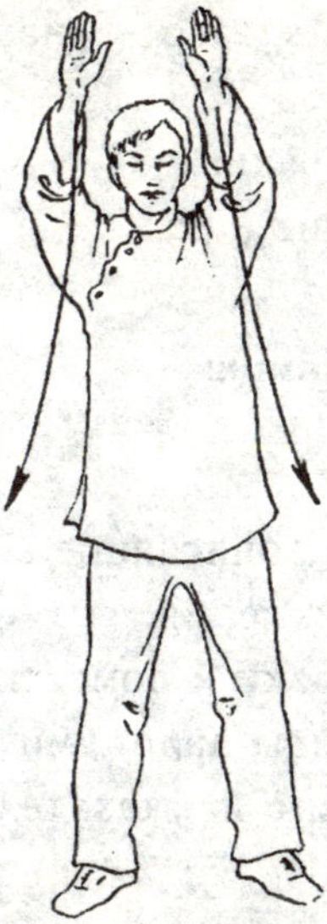

Упражнение 6

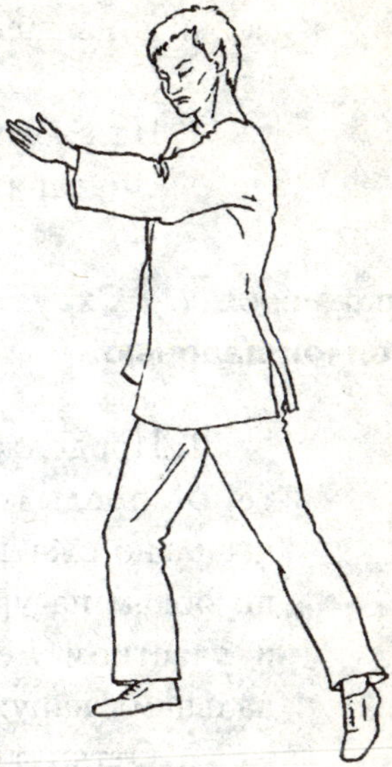

Упражнение 7

8. Одновременно с выдохом опустить кисть левой руки вниз, к левому боку.

9. Повторить упражнение 6 раз.

Упражнение 8. «Наблюдение за луной»

1. Продолжая движение, описанное в пункте 8 предыдущего упражнения, опустить руки по сторонам тела, а затем на вдохе поднять их влево — назад — вверх. При этом корпус повернуть влево и выполнить движения головой влсво — назад — вверх.

2. Сделав выдох, опустить руки.

3. На вдохе поднять руки вправо — назад — вверх. При этом корпус повернуть вправо и вы-

полнить движения головой вправо — назад — вверх.

4. На выдохе опустить руки.

5. Повторить упражнение 6 раз.

Упражнение 9. «Скручивание поясницы и толчок ладонью»

1. Продолжая движение, описанное в пункте 5 предыдущего упражнения, на вдохе несильно сжать кисти в кулаки и поместить их по бокам на уровне поясницы ладонями вверх и участком между большим и указательным пальцами наружу.

2. Оттянуть назад локоть левой руки, при этом поворачивая корпус влево.

3. Разжать правый кулак и с внутренней силой выдвинуть раскрытую ладонь вперед.

4. На выдохе сжать кисти в кулаки и поместить их по бокам на уровне поясницы ладонями вверх и участком между большим и указательным пальцами наружу.

5. Оттянуть назад локоть правой руки, при этом поворачивая корпус вправо.

6. Разжать левый кулак и с внутренней силой выдвинуть раскрытую ладонь вперед.

7. На выдохе сжать кисти в кулаки и поместить их по бокам на уровне поясницы ладонями вверх и участком между большим и указательным пальцами наружу.

8. Повторить вышеописанное упражнение 6 раз.

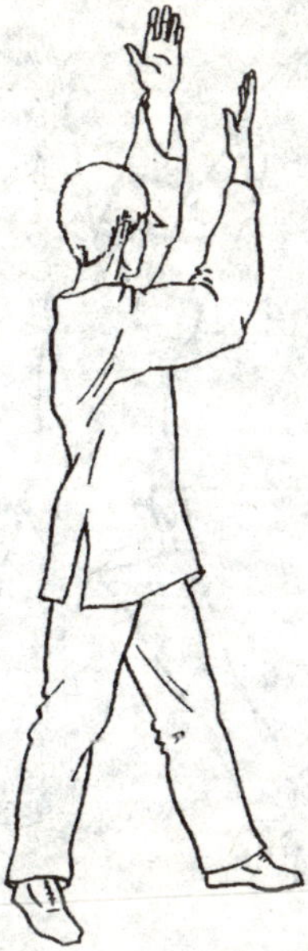

Упражнение 8

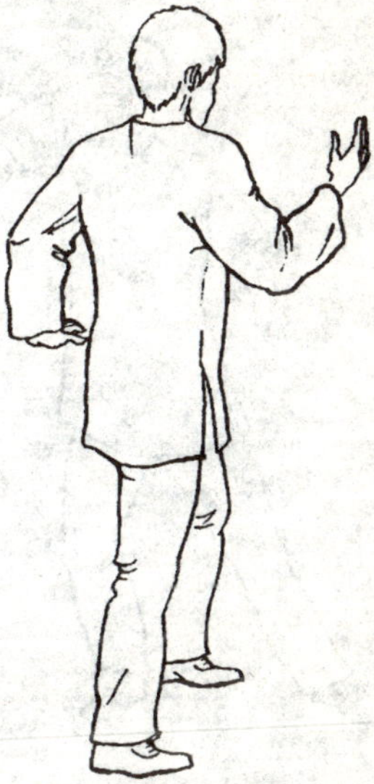

Упражнение 9

Упражнение 10. «Кисти-облака»

1. Продолжая движение, описанное в пункте 7 предыдущего упражнения, на вдохе повернуть кисть левой руки ладонью внутрь на уровне глаз.

2. Кисть правой руки ладонью влево направить вперед, держа на уровне пупка.

3. На выдохе поднять правую руку до уровня глаз, обратив ладонью внутрь, а левую опустить до уровня пупка (ладонь при этом должна быть обращена вправо).

4. Повторить вышеописанное упражнение 6 раз.

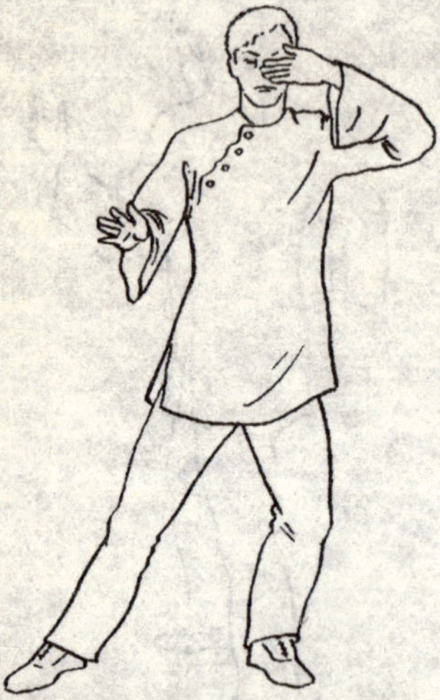

Упражнение 10

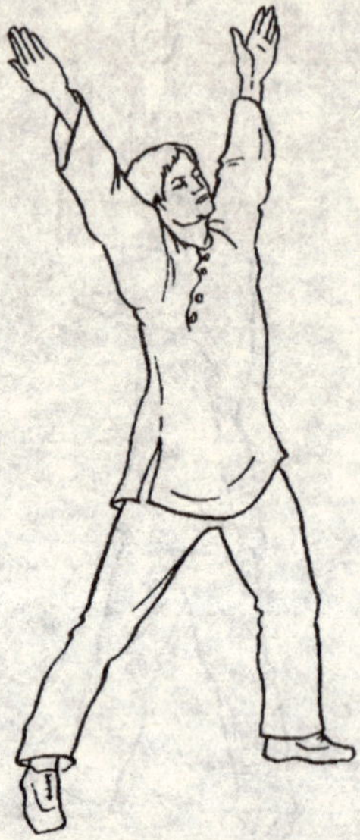

Упражнение 11

Упражнение 11. «Вычерпывание моря»

1. Продолжая движение, описанное в пункте 3 предыдущего упражнения, на вдохе выдвинуть левую ногу вперед на полшага и наклонить корпус вперед.

2. На выдохе скрестить руки перед коленями, выпрямиться, а затем отклонить корпус назад.

3. Сделать вдох, поднять скрещенные руки над головой.

4. На выдохе выпрямить и развести руки, обратив ладони друг к другу.

5. Повторить вышеописанное упражнение 6 раз.

Упражнение 12. «Толкание волн»

1. Продолжая движение, описанное в пункте 4 предыдущего упражнения, на вдохе перенести вес тела на отставленную назад правую ногу, опустить руки вперед до горизонтали, согнуть их в локтевых суставах и подтянуть кисти к груди (ладони обращены вперед).

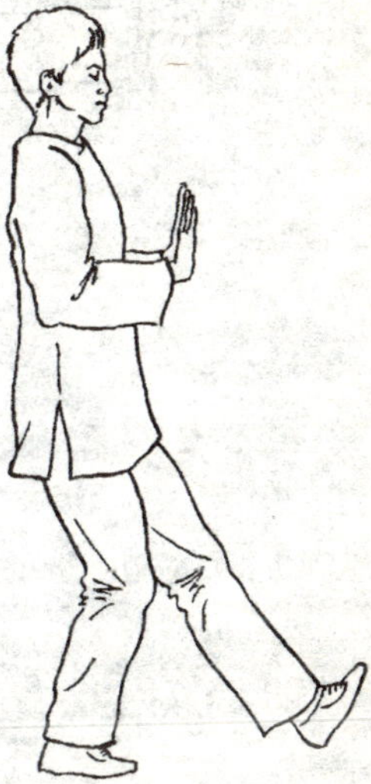

Упражнение 12

2. Пяткой выдвинутой вперед левой ноги упереться в землю и приподнять пальцы стопы.

3. На выдохе перенести центр тяжести тела на левую ногу, упереться всей подошвой в землю. При этом корпус несколько смещается вперед, пальцы правой стопы касаются земли, а пятка приподнимается.

4. Выполнить руками толчок, остановив ладони на высоте глаз. Сделать выдох.

5. Повторить упражнение 6 раз.

Упражнение 13. «Летящий голубь»

1. Продолжая движение, описанное в пункте 4 предыдущего упражнения, на вдохе повернуть ладони друг к другу, перенести центр тяжести тела на стопу отставленной назад правой

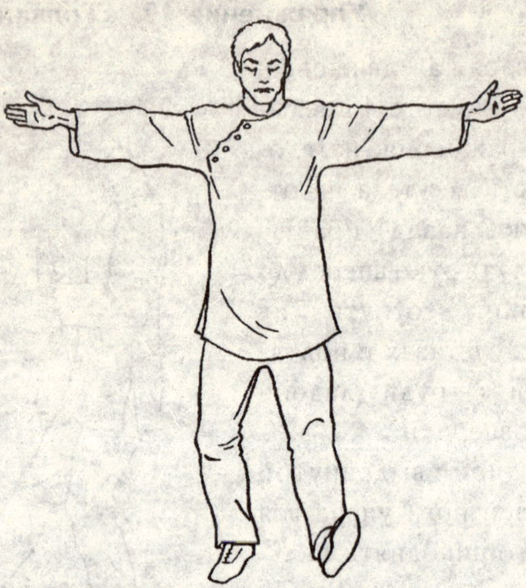

Упражнение 13

ноги, приподнять пятку левой ноги, развести руки в стороны по горизонтали до упора.

2. На выдохе перенести центр тяжести тела на стопу левой ноги, приподнять пятку правой ноги.

3. Руки возвратить в исходную позицию перед грудью.

4. Повторить упражнение 6 раз.

Упражнение 14. «Удар кулаком»

1. Продолжая движение, описанное в пункте 3 предыдущего упражнения, на вдохе поставить ноги на ширине плеч, сжать кисти в кулаки и поместить сбоку у поясницы ладонями вверх.

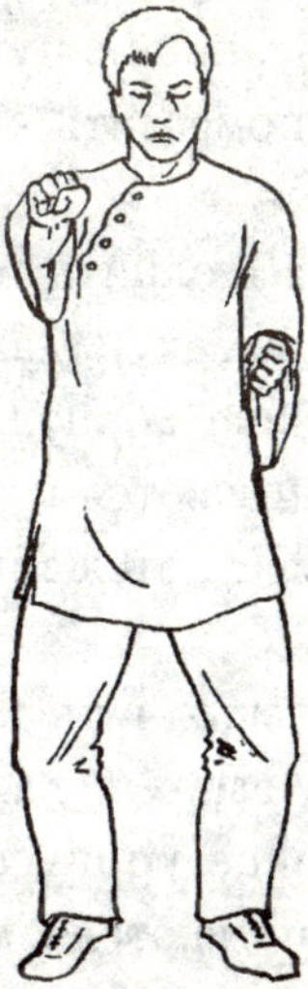

Упражнение 14

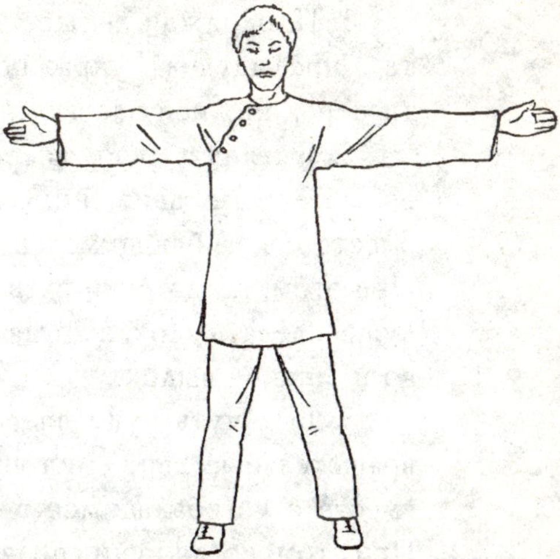

Упражнение 15

2. Правой рукой сделать выпад и возвратить ее с выдохом в первоначальное положение.

3. На вдохе сделать выпад левой рукой, вернув ее с выдохом в первоначальное положение.

4. Повторить упражнение 6 раз.

Упражнение 15. «Парящий орел»

1. Продолжая движение, описанное в пункте 3 предыдущего упражнения, на выдохе развести руки в стороны ладонями вниз.

2. На выдохе присесть, сохраняя руки в разведенном положении. На вдохе встать.

3. Повторить вышеописанное упражнение 6 раз.

Упражнение 16. «Колесо»

1. Продолжая движение, описанное в пункте 3 предыдущего упражнения, поместить кисти перед нижней частью живота.

2. Вытянуть руки вперед и выполнить ими вращательные движения влево, вверх и далее вместе с изгибающимся в пояснице корпусом. При этом, когда руки слева поднимаются к макушке, делать вдох, а когда перемещаются вправо и вниз — выдох.

3. Вытянуть руки вперед и выполнить ими вращательные движения вправо, вверх и далее вместе с изгибающимся в пояснице корпусом. При этом, когда руки справа поднимаются к ма-

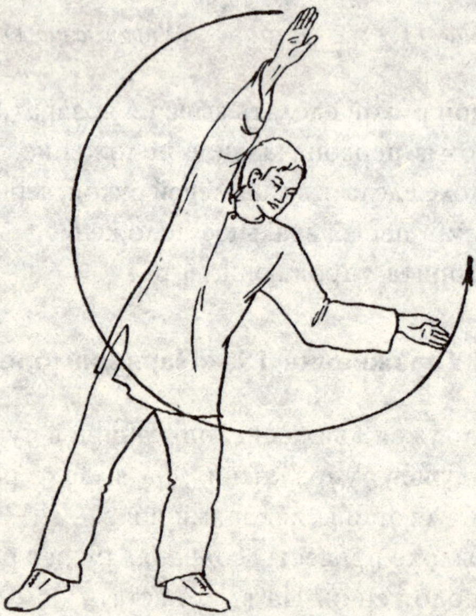

Упражнение 16

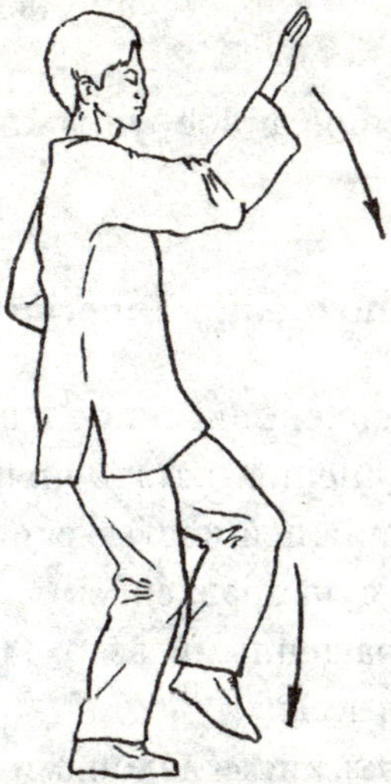

Упражнение 17

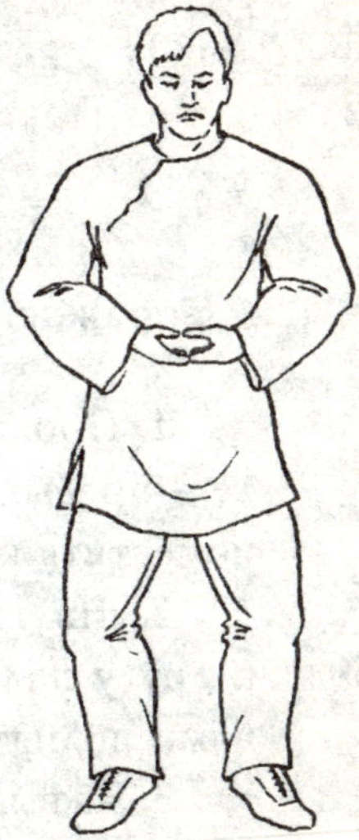

Упражнение 18

кушке, делать вдох, а когда перемещаются влево и вниз — выдох.

4. Повторить упражнение 4 раза.

Упражнение 17. «Хлопанье мяча»

1. Продолжая движение, описанное в пункте 3 предыдущего упражнения, на вдохе поднять левую ногу и одновременно правую кисть к правому плечу.

2. На выдохе опустить руку и ногу, при этом движение руки должно напоминать удар по мячу, который отскакивает от земли.

3. На вдохе поднять правую ногу и одновременно левую кисть к левому плечу.

4. Опустить руку и ногу и произвести выдох.

5. Повторить вышеописанное упражнение 6 раз.

Упражнение 18. «Успокоение энергии ци»

1. Продолжая движение, описанное в пункте 4 предыдущего упражнения, встать прямо и поместить кисти перед нижней частью живота.

2. На вдохе кисти с направленными друг к другу пальцами и обращенными вверх ладонями поднять до уровня глаз.

3. На выдохе повернуть кисти ладонями вниз и опустить перед нижней частью живота.

4. Повторить упражнение 6 раз.

Большой комплекс. Форма «Земля»

«Земля» — это первая часть комплекса «37 форм» (вторая и третья части — «Человек» и «Небо» — в данном издании не приводятся), осваивать который рекомендуется только после изучения отдельных упражнений и малых комплексов тай-цзи.

Все движения этого комплекса следует выполнять в нижеприведенной последовательности, поскольку каждый элемент формы служит продолжением предыдущего.

1. Исходное положение: стоя лицом на север, ноги слегка согнуты в коленных суставах,

пятки вместе, носки врозь, центр тяжести посередине (между ступнями), спина прямая, руки опущены вдоль туловища ладонями к телу.

2. Взгляд устремить по горизонтали в бесконечность, то есть ни на чем не сосредотачивать.

3. Расслабиться и подготовиться к выполнению комплекса.

4. Сделать глубокий вдох и медленно перенести центр тяжести на правую ступню. При этом колено правой ноги как бы под тяжестью сгибается чуть сильнее левого.

5. Освободившуюся от нагрузки пустую левую ногу поднять вверх, начиная движение с пятки, затем произвести глубокий выдох.

6. На вдохе отставить левую ступню влево на ширину плеч, начиная движение с пятки, носком на север.

7. Перенести вес тела на левую ногу и, слегка смещая правое бедро назад, повернуть корпус вправо. Одновременно немного согнуть руки в локтевых суставах и сделать небольшой горизонтальный круг, при этом ладони, обращенные к телу, оказываются направленными назад.

8. На выдохе движением правого бедра вперед вернуть корпус в исходное положение. При

Выполняя комплекс упражнений тай-цзи, нужно следить за тем, чтобы дыхание было естественным, ненапряженным, беззвучным, а также, как написано во всех руководствах по тай-цзи, «долгим, ровным, глубоким и тонким». «Долгое» дыхание подразумевает продолжительные вдох и выдох; «ровное» — равномерное, плавное; «глубокое» — диафрагмальное; «тонкое» — тихое.

этом вместе с корпусом поворачивается на пятке правая ступня: в конце движения ступни стоят параллельно на ширине плеч.

9. Перенести центр тяжести тела на середину.

10. На вдохе поднять руки вперед до высоты чуть ниже плеч. При этом кисти свободно висят.

11. Потянуть локти на себя. При этом кисти переходят в горизонтальное положение (их движение напоминает поглаживание шара), а локти доходят только до уровня тела, не заходя за него.

12. На выдохе, не выводя локти за спину, опустить кисти, как бы надавливая на что-то ладонями.

13. Завести локти за спину. При этом кисти с направленными вниз ладонями оказываются по бокам тела.

14. На вдохе медленно опускать ладони, как бы надавливая ими на что-то, пока кисти не опустятся вертикально вниз.

15. На выдохе на несколько секунд расслабиться.

16. Перенести вес тела на левую ногу.

17. На вдохе повернуть назад правое бедро так, чтобы корпус обратился на восток. При этом правая стопа поворачивается на пятке (носок направлен на восток), а ладони обращены друг к другу и как бы обнимают шар (правая кисть находится сверху, на уровне груди, левая — под ней, чуть ниже пупка).

18. Медленно перенести вес тела на правую ногу, сгибая колено таким образом, чтобы оно не выходило за кончики пальцев ноги. При этом корпус смещается по горизонтали.

Для начинающих заниматься тай-цзи очень важно освоить медленные круговые движения, скорость которых должна соответствовать наиболее медленному естественному ритму скоординированного дыхания.

19. На выдохе приподнять левую ногу, начиная движение с пятки.

20. Сделав небольшой шаг, переставить левую ступню так, чтобы носок был обращен к северу. При этом необходимо следить за тем, чтобы ступни были расставлены по ширине, то есть правая нога стояла правее линии левой стопы (пятки оказываются расположенными по диагонали).

21. Перенести вес тела на левую ступню и слегка согнуть левое колено.

22. На вдохе подать правое бедро вперед таким образом, чтобы корпус повернулся на север.

23. Когда правая нога окажется пустой, стопу повернуть на пятке на 45°.

24. На выдохе левую руку поднять, а правую опустить. При встрече рук кончики пальцев правой руки проходят мимо середины ладони левой. Таким образом, левая рука оказывается перед грудью, как бы обнимая что-либо, а правая опускается, как бы упираясь ладонью в землю.

25. Перенести вес тела на левую ногу, развернуть правое бедро назад и вправо на 45° и

на вдохе повернуть правый носок на восток, а ладони — друг к другу, как бы держа ими шар.

26. Перенести центр тяжести тела на правую ногу, слегка согнув колено. Сделать выдох.

27. На вдохе повернуть левое бедро вперед так, чтобы корпус развернулся на восток. При этом левую стопу поворачивают на пятке до угла 45° к правой, а руки двигают вместе с корпусом (правая кисть чуть заходит вперед, левая оказывается сзади и ниже правой на ширину ладони, кисти продолжают держать шар, но уже располагаются близко к горизонтали).

28. На выдохе перенести 90% веса тела на правую ногу и слегка развернуть назад правое бедро. При этом руки следуют за корпусом вправо, правая кисть поворачивается ладонью наружу, а левая — ладонью вверх и подходит снизу к локтю правой.

29. На вдохе перенести 90% веса тела на левую ногу, слегка согнуть колено и одновременно развернуть корпус на север. При этом руки движутся вслед за корпусом.

30. Слегка развернуть корпус влево. При этом правая рука остается на месте, а левая, рисуя дугу, движется влево.

31. Сохраняя вес тела на левой ноге, на выдохе повернуть левое бедро вперед, разворачивая корпус на северо-восток. При этом правую кисть опустить, а левой начать движение к правой, рисуя ею дугу.

32. Повернуть корпус на восток. При этом пальцы левой руки на высоте груди продвига-

ются вперед над внутренней стороной запястья правой руки.

33. На вдохе перенести 80% веса тела на правую ногу, слегка сгибая ее в колене.

34. Не изменяя положения правой руки, левой кистью слегка нажать на нее направленным вверх движением.

35. На выдохе перенести 90% веса тела на правую ногу, правую кисть развернуть ладонью вниз, а левой сделать скользящее движение вперед, как бы поглаживая тыльную сторону правой руки.

36. На вдохе перенести вес тела на левую ногу, слегка согнуть колено, опустить локти, кисти подвести к корпусу по дугообразной траектории. Ладони направить вперед и немного повернуть внутрь, как бы опираясь ими на шар.

Во время выполнения как простых, так и сложных упражнений тай-цзи спина, руки, пальцы и ноги должны быть подобны натянутому луку, но в то же время напрягать их сильно не рекомендуется.

37. На выдохе перенести 70% веса тела на правую ногу, слегка согнуть колено. Кисти при этом идут по дуге вперед-вверх, а локти остаются согнутыми.

38. На вдохе перенести вес тела на левую ногу, слегка согнуть ее в коленном суставе. При этом позиция рук остается прежней, но они слегка распрямляются, а кисти принимают почти горизонтальное положение.

39. Левое бедро повернуть назад. При этом корпус разворачивается влево, а вместе с ним разворачивается носок левой ноги до тех пор,

пока не обратится на север. Руки движутся вместе с туловищем.

40. Перенести 90% веса тела на правую ногу, слегка сгибая ее в коленном суставе. Корпус поворачивать вправо до тех пор, пока он не обратится на северо-восток. Одновременно опустить левую руку перед корпусом ладонью вверх (она сохраняет округлую форму). Правую руку оставить на месте, согнуть в запястье вниз и сблизить пальцы друг с другом. При этом локоть правой руки свисает, а плечи опущены.

Беременным женщинам, а также людям, страдающим различными хроническими заболеваниями, в том числе и психическими, рекомендуется, прежде чем приступить к занятиям тай-цзи, проконсультироваться со своим лечащим врачом.

41. На выдохе поворачивать левое бедро назад до тех пор, пока корпус не повернется к северо-западу. При этом левая ступня поворачивается на носке тоже на северо-запад. Правую руку вытянуть на северо-восток, как бы нанося внешней стороной запястья мягкий удар (локоть не распрямляется). Левую кисть поднять до уровня груди, сохраняя ее округлую форму.

42. На вдохе левую ногу отвести по широкой дуге влево, поставить на пятку на юго-запад от правой, опустить носок в сторону запада. При этом левая рука продолжает движение по дуге вверх (ладонь остается обращенной к корпусу). Положение правой руки не меняется.

43. На выдохе перенести центр тяжести тела на левую ногу, слегка согнуть ее в колене.

При этом левая рука продолжает предыдущее движение.

44. Правое бедро переместить вперед так, чтобы корпус оказался обращенным на северо-запад. Одновременно повернуть на пятке влево правую стопу и развернуть наружу левую ладонь. При этом правая рука движется вместе с корпусом, не меняя своего положения относительно него.

Выполнив комплекс упражнений тай-цзи, следует некоторое время постоять спокойно, сосредоточив свое внимание на точке даньтань, расположенной чуть ниже пупка. Затем рекомендуется провести сеанс самомассажа, растерев все части тела, и принять душ или теплую ванну.

45. На вдохе увеличить нагрузку на левую ногу. При этом повернуть немного правое бедро назад, так чтобы корпус смотрел на северо-запад.

46. Расставленные руки с открытыми ладонями обратить на север. Правую ногу переместить влево. Правую руку переместить в положение как для рукопожатия, но немного выше. Левую ладонь расположить у правого локтя.

47. На вдохе поджать правую ногу к телу и слегка опереться на носок. Придать рукам защитную позу: правая ладонь прикрывает пах, левая — живот.

48. На выдохе отвести правую ногу на северо-восток (вправо и вверх) и опустить, начиная движение с пятки, носком на север.

49. Сохраняя направленность корпуса на северо-запад, перенести 80% веса тела на правую ногу, слегка согнув ее в колене. При этом правое плечо несколько выдвигается вперед, пра-

вая рука округляется, левая продвигается вперед до тех пор, пока кисть не окажется почти параллельно правому предплечью на высоте локтя.

50. На вдохе перенести 90% веса тела на правую ногу, поворачивая левое бедро назад, так что корпус разворачивается на северо-запад. При этом надо приподнять левую пятку.

Помимо того, что упражнения в тай-цзи выполняются по окружности, круговым должно быть каждое, даже небольшое, движение. Резких и угловатых движений ни в одном упражнении делать не следует.

51. Начать движение руками навстречу друг другу: правая — вверх, левая — вниз.

52. Сохраняя центр тяжести тела на правой ноге, продолжать движение руками вверх-вниз, пока направленная наружу правая ладонь не окажется выше головы, а левая с обращенной вниз ладонью — внизу, сбоку от корпуса. При этом левое бедро продолжает движение назад до тех пор, пока корпус не обратится на запад. Одновременно приподнять левую стопу и поставить ее немного вперед (в сторону запада) на носок.

53. На выдохе поворачивать правое бедро назад до тех пор, пока корпус не обратится к северу. Опустить пятку левой ноги. Одновременно совершать круговые движения правой рукой вниз и назад, а левую поднимать по дуге вверх. При этом получается как бы плавающее движение руками, в промежуточной позиции которого ладони обнимают шар несколько справа от корпуса.

54. На вдохе поворачивать правое бедро назад до тех пор, пока корпус не повернется на северо-запад. При этом правая кисть, завершая круг, поднимается сбоку от корпуса. Одновременно поднять левую ногу с развернутым к западу коленом, а левую кисть направить по дуге вниз, к левому колену.

55. Сделать шаг по дуге влево, поставив пятку в юго-западном направлении, и опустить ногу, начиная с пятки, носком на запад. При этом левая ладонь продолжает двигаться к колену, а правая поднимается до уровня шеи.

56. На выдохе перенести вес тела на левую ногу, сгибая ее в колене. Поворачивать правое бедро вперед до тех пор, пока корпус не обратится на запад. При этом правый носок оказывается под углом 45° к левой ступне, а левая кисть — у колена ладонью вниз (правая следует за движением корпуса).

Во время выполнения упражнений тай-цзи выдох должен производиться несколько медленнее вдоха. Кроме того, между вдохом и выдохом желательно задержать на полсекунды дыхание, но при этом продолжать начатое движение.

57. Произвести правой рукой толчок, сохраняя локоть согнутым.

58. На вдохе перенести 90% веса тела на левую ногу, правую пятку оторвать от земли, одновременно вытягивая вперед правую кисть с ладонью, направленной на юг (влево), как бы для рукопожатия.

59. Поднять правую ногу и, слегка развернув пятку влево, а колено вправо, переставить ее вперед на ширину ступни.

60. Перенести вес тела на правую ногу, сгибая ее в коленном суставе и разворачивая правое бедро назад до тех пор, пока корпус не обратится на северо-запад. Поднять левую ногу и переместить ее по дуге вправо и вперед, ставя на пятку на запад от правой.

61. На выдохе приподнять левый носок. При этом правая кисть идет по дуге назад и вниз, а левая — вперед и вверх (ладони направлены друг к другу, правая находится у локтя левой руки).

Каждый элемент в гимнастике не должен быть просто механическим повторением заученного (хотя занимающемуся следует стремиться именно к автоматизму приемов). Любое движение тай-цзи следует наполнять мыслью. Ведь присутствовать в том, что ты делаешь, — это и есть один из важнейших шагов на пути к гармонии не только в тай-цзи, но и в жизни вообще.

62. Разворачивать правое бедро вправо до тех пор, пока корпус не обратится на северо-запад. При этом левая нога подтягивается и ставится на носок, руки одновременно совершают плавающее движение справа: правая кисть рисует дугу вниз и назад, левая — дугу вверх и назад (по пути руки как бы обнимают шар).

63. На вдохе перенести вес тела на правую ступню, одновременно поворачивая левое бедро назад до тех пор, пока корпус не обратится на юго-запад. Правую руку опустить, сжимая без усилия в кулак. Левую ладонь расположить напротив «глаза кулака», то есть отверстия со стороны большого пальца. При этом, когда корпус поворачивается влево, руки также движутся влево от корпуса.

64. На выдохе перенести вес тела на левую ногу, сгибая ее в колене (носок направлен на юго-запад), и начать движение рук вправо, сохраняя взаимное расположение кистей.

65. На вдохе поднять правую ногу и подвинуть ее ступню к ступне левой ноги. При этом правое колено направлено на запад, а руки продолжают движение по дуге вправо.

66. Стоя на левой ноге, разворачивать правое бедро вправо до тех пор, пока корпус не обратится на северо-запад. При этом правая нога движется вместе с корпусом, слегка выпрямляясь.

67. Поставить правую ногу на пятку северо-западнее левой. Левую кисть поднять по дуге до уровня шеи, а затем опустить до уровня плеч. При этом ребро ладони смотрит на северо-запад. Кулак правой руки подвести к правому бедру и повернуть центром ладони вверх.

Поскольку наиболее гармоничной и естественной линией между двумя точками является плавная и ровная дуга, тело тренирующегося также должно двигаться по кривой. При этом перемещения тела не должны быть ни слишком быстрыми, ни слишком медленными.

68. Поставить правую ступню полностью, направив ее носком на северо-запад, перенести на нее вес тела. Протянуть вперед левую руку (как для рукопожатия).

69. На выдохе сделать левой ногой большой шаг по дуге на запад, поставив ее на пятку.

70. Опустить носок левой ноги, перенести на нее центр тяжести тела. Правое бедро подать вперед, так чтобы корпус повернулся на

запад, а правый кулак, становясь вертикально («глазом кулака» вверх), движется снизу вверх по дуге в сторону запада.

71. Перенести 90% веса тела на левую ногу, правую руку немного продвинуть на запад (вперед) и раскрыть кулак (ладонь обращена вверх). При этом левую кисть подвести под локоть правой руки ладонью вверх.

Сила в тай-цзи исходит от тазового пояса и через поясницу передается рукам. Возможности же самих рук довольно ограничены, и желаемой силы можно достичь, только включая в работу корпус. Сила импульсом проходит через плечо, локоть и, наконец, достигает кисти.

72. Сделать откат назад на правую ногу, сгибая ее в колене. При этом правое предплечье оказывается над левой ладонью. Приблизительно на середине пути отката развести руки. При этом локти опускаются по сторонам.

73. Выполнить толчок двумя руками вперед по дуге, перенеся центр тяжести тела на левую ногу.

74. На вдохе сделать откат на правую ногу, сгибая ее в колене. При этом руки остаются впереди, а кисти приближаются к горизонтали.

75. Поворачивать правое бедро до тех пор, пока корпус не обратится на северо-запад. Одновременно следующие за корпусом руки поднять ладонями вперед.

76. Продолжать движение правым бедром до тех пор, пока корпус не развернется на север. При этом левая сторона тела поворачивается, пока носок левой ноги не обратится на север, а руки следуют за корпусом и все больше

раскрываются (ладони смотрят на север, пальцы — вверх).

77. На выдохе перенести вес тела на левую ногу, сгибая ее в колене. При этом руки опускаются по сторонам ладонями вниз.

78. Поставить правую ступню параллельно левой на ширине плеч и, начиная с пятки, распределить вес тела на обе ступни. При этом руки по большой дуге опускаются и поднимаются, скрестившись под пупком (ладони обращены к корпусу). Поднять руки до уровня груди, затем опустить. Именно в этот момент вес тела должен быть распределен на обе ноги.

Освоить в совершенстве комплексы упражнений тай-цзи можно лишь в том случае, когда их выполнение сопровождается особым состоянием души, характерным только для этого момента настроением.

ГЛАВА 6

Боевое искусство тай-цзи

Существует ошибочное мнение относительно того, что тай-цзи не является боевым искусством. На самом же деле оно чрезвычайно эффективно в единоборствах с точки зрения как техники, так и своей боевой мощи: при помощи всего лишь нескольких приемов тай-цзи можно защитить себя практически от любого вида физической агрессии.

Тай-цзи является универсальной системой боевых искусств. Применяя приемы тай-цзи, можно противостоять всем четырем категориям нападения: ударам рук, ног, броскам и захватам. И именно благодаря этому обстоятельству мастера тай-цзи и отличаются от поклонников других боевых искусств, слабым местом которых является то, что они иногда бывают бессильны против отдельных, не входящих в систему их подготовки приемов.

Так, приверженцы карате, привыкшие во время спарринга действовать в основном руками, будут испытывать сложности в поединке с мастером таиландского бокса или тейквондо.

Связано это с тем, что техника ударов ногами в карате располагает весьма ограниченным набором приемов.

Мастер тейквондо в свою очередь может растеряться в единоборстве с дзюдоистом, поскольку техника бросков, отработанная в совершенстве его соперником, в тейквондо используется очень редко. Следуя той же логике, можно сказать, что поклонник дзюдо вряд ли сможет противодействовать ударам ног специалиста по тейквондо или сравниться с техникой ударов рук каратиста, так как арсенал блокирующих приемов дзюдо в данном случае весьма ограничен.

Мастера тай-цзи настоятельно советуют во время спарринга при давлении со стороны противника уступить ему и стать «мягким» и податливым. Другими словами, ответной реакцией на действия оппонента должна быть так называемая сила следования, то есть сопряжение собственного давления на противника с его усилиями.

Другими словами, каждый из вышеперечисленных видов спорта ограничивается определенным сводом правил, свойственным только конкретному боевому искусству. Например, мастер дзюдо никогда не ударит соперника, каратист не будет проводить захват шеи противника, а специалист по тейквондо не станет брать своего оппонента за ногу. И связано это в первую очередь с тем, что дзюдо, карате и тейквондо изучаются в основном для участия в спортивных соревнованиях, где одним из первостепенных вопросов является безопасность. Разумеется, нет ничего удивительного в том, что владения этими боевыми искусствами недостаточно для противостояния противнику в драке без правил.

Как известно, в реальной драке не существует правил. И именно поэтому мастера тай-цзи готовят себя и своих учеников к отражению любой физической атаки. Надо сказать, что подобная подготовка имеет существенные преимущества по сравнению с методами тренировки в спортивных секциях других единоборств, где применение атакующей техники, как уже говорилось, ограничено сводом правил.

В основе системы тай-цзи лежит закон естественной гармонии и равновесия. Развивая свою внутреннюю силу, можно получить отчетливое представление о ее характере и свойствах, что проложит путь к естественному сознанию. По мнению мастера Вон, развитие естественного сознания требует длительной практики тай-цзи. При регулярных тренировках постепенное накопление внутренней силы приводит к тому, что ее количество перерастает в качество, и в один прекрасный момент человек переступает порог более высокого постижения, известного как естественное сознание.

Тай-цзи — это самое замечательное боевое искусство в мире, поскольку все основные приемы в нем не только эффективны в драке без правил, но и прошли проверку временем. А когда о той или иной технике говорят как об эффективной, то это означает, что в ее результативности убедились тысячи и тысячи мастеров.

Однако, чтобы в совершенстве овладеть боевой техникой тай-цзи, необходимо соблюдать основные принципы этого искусства, а также регулярно тренироваться как самостоятельно, так и под руководством опытного инструктора.

Основные принципы тай-цзи

Первый принцип. Только когда при каждом движении движется все тело, можно собрать внутри максимальную физическую силу для того, чтобы применить собственную энергию или перенаправить энергию соперника.

Второй принцип. Чтобы овладеть боевым искусством тай-цзи, надо научиться проводить все движения тела через поясницу.

Третий принцип. Необходимо специально тренировать поясницу, практикуя спиралевидное скручивание спины.

Четвертый принцип. Тело должно быть наполнено жизненной энергией, как будто надутый резиновый мяч.

Пятый принцип. Энергия должна поступать в тело от земли, проходя через ступни, задерживаясь в пояснице, и высвобождаться в пальцах рук. Все движения должны быть взаимосвязаны.

Когда человек, занимающийся боевым тай-цзи, постоянно повышает собственную восприимчивость и способность следовать за оппонентом, у него появляется возможность использовать силу противника независимо от того, в каком направлении он двигается. Таким образом, мастер тай-цзи может заставить свое тело двигаться согласно любым перемещениям соперника. Это качество, называемое в боевом тай-цзи силой прилипания, действует и ощущается как магнетическая сила.

Шестой принцип. В практике тай-цзи должны присутствовать сжатость, компактность и растянутость. Кости, суставы и мышцы во время выполнения упражнений расслабленны, а внутренняя ци находится в движении.

Седьмой принцип. Необходимо постоянно развивать внутреннюю энергию. Большинство людей могут использовать только видимую энергию, тогда как мастера тай-цзи высокого уровня легко управляют невидимой энергией. Так, прикоснувшись к мастеру тай-цзи, можно почувствовать, как, оставаясь неподвижным, он использует невидимую энергию, бóльшая часть которой является энергией мышц, сухожилий и внутреннего дыхания.

Выполняя упражнения тай-цзи, надо расслабить шею и держать голову прямо. Позиция занимающегося должна быть устойчивой, а внутреннюю силу следует погружать в нижнюю область живота.

Восьмой принцип. Тому, кто хочет стать хорошим воином, нужно добиться появления так называемого намерения, то есть проявлять силу не только снаружи, но и внутри.

Девятый принцип. Всякий раз, применяя идущую вперед силу, надо использовать и силу, направленную назад. Например, делая толчок, руки направляют усилие вперед, а ноги и спина — в противоположном направлении.

Десятый принцип. Этот принцип можно описать восемью словами: открытое, закрытое, пустое, полное, вращение, скручивание, вверх, вниз. Некоторые люди, практикующие тай-цзи, используют только принцип открытого-закрытого без пустого и полного или принцип вверх-вниз без вращения и скручивания. Однако для боевого искусства тай-цзи особенно важно соблюдение всех восьми принципов одновременно.

Одиннадцатый принцип. Данный принцип заключается в осознании собственного центра тяжести. Даже у некоторых мастеров тай-цзи центр тяжести тела смещен вперед или назад. Поиск собственного центра тяжести может стать работой всей жизни. Но, найдя центрированность, человек способен отразить атаку 80 человек, потому что его сила распространяется повсеместно, а не только в одном направлении.

В парной практике тай-цзи следует согласовывать свои действия с теорией инь-ян, то есть мысленно следовать за движениями противника и действовать в направлении, противоположном его ожиданиям. Например, когда он смотрит вверх, надо реагировать так, как будто вы выше, а когда он приближается, необходимо заставить его почувствовать, что вы находитесь на большем расстоянии, чем он ожидал.

Двенадцатый принцип. Реального результата от занятий тай-цзи можно достигнуть, только доводя каждое движение до конца. Многие люди, выполняя движение, не доводят его до конечной точки. Например, намереваясь нанести удар в определенную часть тела, они не могут до нее дотянуться.

Тринадцатый принцип. Занимаясь тай-цзи, надо хорошо знать теорию инь-ян. Некоторые люди, практикуя тай-цзи, чрезмерно развивают ян и недостаточно инь, и поэтому, участвуя в поединке, используют преимущественно собственную силу и не учитывают направление силы противника, что, как правило, приводит их к поражению. В спарринге надо обязательно использовать энергию соперника.

Четырнадцатый принцип. Смысл данного принципа заключается в наличии у занимающегося «си» — присутствия, потенциальной энергии, состояния, которое должно возникать у бойца перед атакой. Большинство практикующих не имеют «си», потому что не обращают внимания на отдельные движения, и, как говорят ведущие мастера тай-цзи, они подобны воде в озере — спокойной, гладкой и неподвижной в противоположность шумному прибою.

Помимо способности к правильному применению внутренней силы, другим фактором, определяющим победу над соперником, является точный выбор скорости движений. Зачастую правильные движения, выполняемые с низкой скоростью, являются более эффективными, чем стремительные, но неверные по исполнению технические приемы. Согласно понятиям тай-цзи, скорость — это либо быстрое или медленное движение, либо темп, либо отсутствие видимого движения. Так называемая высокая скорость измеряется только относительным изменением темпа.

Пятнадцатый принцип. Этот принцип заключается в правильном положении тела. Например, когда человек пытается открутить винт, то выполняет ряд последовательных действий, но если при этом почва у него под ногами оказывается скользкой, он падает и у него ничего не получается. Также, выполняя форму, тренирующийся должен правильно использовать свои усилия: если человек ощущает присутствие энергии, но не способен извлечь силу для защиты или атаки, то положение его тела неустойчиво.

Шестнадцатый принцип. Практикующий боевое искусство тай-цзи должен уметь мгновенно менять медленное движение на быстрое, жесткое на мягкое. Между жестким и мягким существует большое количество промежуточных этапов, но многие специалисты по тай-цзи не придерживаются золотой середины, а делают свою практику либо слишком жесткой, либо слишком мягкой, забывая, что настоящая гармония — это очень тонкое равновесие между жестким и мягким. Мастера высокого уровня способны проявлять жесткость и мягкость по собственному желанию в зависимости от качеств противника, но все это происходит у них естественно. И такую смену движений ни в коем случае нельзя уподобить спокойствию застывшей воды, она скорее сравнима с океанской волной: мастер выглядит очень спокойным, но подобная волна своей мощью может без труда опрокинуть лодку. И эта потенциальная мощь волны и есть «си».

Три стадии боевого тай-цзи

Как уже упоминалось, тай-цзи основывается на «Книге перемен». Ни один человек не может владеть движениями или формами тай-цзи в совершенстве, поскольку совершенство — понятие относительное, идеальное и зависит от нашего индивидуального восприятия. Занимаясь тай-цзи, человек должен поставить перед собой цель постоянно совершенствовать свое искусство, то есть все время постигать нечто новое. Но для того, чтобы прогрессировать в понимании принципов, которые тренирующийся пытается воплотить в жизнь, ему нужны модификации.

Стоит отметить, что даже если человек будет пытаться придерживаться во всем постоянства или захочет воспроизвести некий образ совершенной формы, природа сама позаботится о том, чтобы условия внутри и вокруг него никогда не были одними и теми же, и поэтому два одинаковых исполнения какого-либо упражнения тай-цзи просто невозможны. Можно либо расстраиваться по этому поводу, либо научиться использовать перемены — единственное, что постоянно в мире, — для достижения высших уровней благосостояния, счастья и знания.

Практика тай-цзи подразумевает наполнение энергией ци, которая служит средством ускорения потока внутренней силы. Таким образом, в процессе передачи силы очень важно, чтобы шея была расслабленной, но голова при этом держалась прямо. Дело в том, что шея при занятиях тай-цзи играет роль своего рода подушки, которая отфильтровывает вибрации, распространяющиеся в голову. Кроме того, данная техника расслабления шеи способствует быстрому развитию спиральной силы.

Иногда в попытках улучшить свое мастерство человек переживает так называемый прорыв в тай-цзи, который вовсе не является плодом усилий и усердных повторений одних и тех же движений, — просто срабатывает какое-то изменение, какая-то модификация нюансов положения, настроения или намерения, и человек неожиданно получает огромное количество энергии.

Как правило, переживание прорыва очень вдохновляет тренирующегося, поскольку оно всегда сопровождается ощущением избавления от всех сложностей и трудностей жизни. Причем зачастую прорыв в одной позе тай-цзи ощущается во всей форме.

Разумеется, ощущение прорыва присуще не только тай-цзи. Окончание школы, сдача экзамена, испытание нового метода после, например, пятилетнего выполнения какой-либо работы одним и тем же способом или даже открытие нового пути во время длительной и скучной поездки — все это может дать ощущение прорыва.

Практикуя боевое тай-цзи, необходимо развивать в себе максимально обостренную чувствительность и восприимчивость не только ко всему происходящему вокруг, но и к движениям собственной мысли. Чтобы достигнуть этого, следует понимать теорию гармонии инь и ян. Начинающим заниматься боевым искусством рекомендуется развивать эту способность с помощью медитативной практики, обучиться которой можно только под руководством опытного инструктора.

Мастера тай-цзи описывают ощущение прорыва как «неожиданный и вдохновляющий переход к просветлению». Другими словами, прорыв — это резкое, четко ограниченное и вполне измеримое высвобождение напряжения.

Каждый, кто настойчив в занятиях тай-цзи и усвоил принцип перемен, обязательно испытает не один такой прорыв.

Так, Чжэн Маньцин писал об одном прорыве, который случился с ним в то время, когда он был учеником Ян Чэнфу. По словам Чжэн Маньцина, мастер постоянно призывал своих учеников к расслаблению. Чжэн очень старался, но все его попытки оказывались безрезультатными, и другие ученики неизменно побеждали его в спарринге. Но однажды ночью Чжэн Маньцину приснилось, что обе его руки повреждены в плечевом суставе и висят на ниточках, как руки у сломанной куклы. Проснувшись, юноша осознал, что означает настоящее расслабление, и в тот же день одержал свою первую победу в поединке.

Стоит отметить, что специалисты по тай-цзи выделяют два вида прорывов: большой и малый. Малый прорыв — это личная веха на пути тренирующегося, и этих вех может быть очень и очень много. Большие же прорывы обозначают рубежи между тремя главными стадиями развития, через которые ведет путь к мастерству в боевом искусстве тай-цзи.

Каждая из трех главных стадий характеризуется соответствующим ей методом. Мастера боевого тай-цзи на первой стадии используют метод рук, на второй стадии — метод туловища, а на третьей — метод сознания (ума).

Достижение необходимого в боевом тай-цзи уровня чувствительности помогает развить внутреннюю силу, с помощью которой тело тренирующегося будет чутко реагировать на любые действия противника.

Разумеется, в пределах каждой стадии бывает несколько малых прорывов, однако переходы от метода рук к методу туловища, а затем к методу сознания носят исключительно скачкообразный характер. И если малые прорывы сугубо индивидуальны, то большие сопровождаются практически одинаковыми ощущениями у всех, кто переходит из одной стадии в другую.

Как правило, большинство занимающихся боевыми искусствами остаются на первой стадии, и лишь немногие достигают второй. Существуют легенды, в которых рассказывается о мастерах тай-цзи, дошедших до третьей стадии, но считается, что в настоящее время нет ни одного человека, достигшего этого уровня.

Метод рук (первая стадия)

Само название говорит о том, что все движения выполняются конечностями тела. Данный метод включает в себя кулачные и другие удары руками, блоки, удары ногами, захваты и т. д. Важную роль при освоении этой техники играет растяжка, поскольку все движения, необходимые для владения методом рук, как правило, размашисты и сильны.

В практике боевого тай-цзи излишнее рвение столь же пагубно, как и недостаточная активность. Этот принцип также применим по отношению к адекватной реакции на действия соперника. Контролировать происходящее боец может только в том случае, когда при смене ситуации он мгновенно отреагирует на эти изменения.

Стоит отметить, что техника всех жестких школ ушу не выходит за пределы первой стадии. Для боевых искусств, которые преподаются в этих школах, практика тай-цзи подразумевает прорыв ко второй стадии развития. Но к сожалению, большинство специалистов по тай-цзи остаются на первом уровне, научившись выполнять только комплекс «Толкающие руки» и не желая самосовершенствоваться и переходить к более сложным формам боевого тай-цзи.

Метод туловища (вторая стадия)

Метод туловища характеризуется использованием поясницы и позвоночника как источника движений рук и ног. Другими словами, корпус начинает и ведет все движения. И если на первой стадии прорыва мышечная динамика и независимые движения генерируют силу, то на второй гибкость, взаимосвязанность и такие внутренние движения, как дыхание и спиральное движение, высвобождают скрытую внутреннюю энергию ци.

Новичок в тай-цзи должен обязательно уделять время практике медитативного движения, а также изучать парную технику под руководством опытного инструктора, повышая уровень ее исполнения и исправляя даже едва заметные неточности движений. В противном случае по истечении длительного периода неточной практики мелкие ошибки могут создать весьма серьезные проблемы и, разумеется, воспрепятствовать прорыву.

Сразу же возникает вопрос: как выглядят движения, контролируемые туловищем? Дело в том, что при методе туловища ни одна часть тела не движется отдельно, все движения бойца согласованны и все части его тела во время выполнения упражнений постоянно проходят через цикл смены инь и ян.

Кстати, только о людях, достигших второй стадии, можно сказать, что они действительно практикуют тай-цзи. Однако в настоящее время таких мастеров очень мало, и большинство специалистов по этому боевому искусству работают по принципам метода туловища, поскольку прорыва, который отмечает мастерство на этой стадии, достигнуть очень сложно.

Причем относительно прогресса на этом уровне легко обмануться. Ведь в исполнении опытного мастера формы тай-цзи могут выглядеть изящными и плавными, благодаря чему будет создаваться впечатление, что специалист использует метод туловища, хотя на самом деле он просто в совершенстве владеет методом рук. Только при внимательном наблюдении за мастером можно заметить, что его руки и другие части тела движутся сами по себе или не успевают следовать за переносом веса тела или движениями поясницы.

Метод сознания (третья стадия)

Помимо двух вышеперечисленных стадий, существует еще и третья, достигнуть которую, как уже говорилось, до настоящего времени не удалось. Хотя, согласно классическим трактатам по тай-цзи, когда-то очень давно в Китае жили мастера, чьи подвиги свидетельствуют о достижении третьей стадии. Так, во многих легендах рассказывается о мастере тай-цзи, который мог нейтрализовать нападение тигра, отражая его атаку своим взглядом.

Метод сознания характеризуется тем, что все движения мастера, которые прежде исполнялись конечностями и корпусом, поглощаются телом, то есть начинаются и завершаются в энергии человека. Другими словами, всеми движениями на этой стадии управляет сознание, за которым уже следует энергия, и любое действие мастера осуществляется при минимуме или даже полном отсутствии внешнего действия.

Стоит отметить, что на третьей стадии физическая энергия трансформируется в психическую, или духовную, силу, называемую шэнь.

Осуществление прорыва

Вряд ли кто-нибудь будет спорить, что для того, кто серьезно настроен овладеть боевым тай-цзи, прорыв просто необходим. Но как же его осуществить? Великие мастера тай-цзи, объясняя ученикам суть прорыва, говорят, чтобы они представили себе, что путь их развития — это бесконечный коридор, и если бы развитие было всего лишь функцией усилия во времени, то этот коридор уходил бы вверх под углом и терялся в перспективе. Однако этот коридор не прямой и прерывается несколькими запертыми дверьми, прохождение через каждую из которых сопряжено с настойчивостью и упорством. Другими словами, ни одну из этих запертых дверей открыть без ключа невозможно. Только прилагая усилия, человек сможет поддерживать свое мастерство, стоя у одной из дверей и не возвращаясь назад, а найдя ключ,

Если человек будет следовать за универсальной естественной силой, то вскоре сам станет частью Вселенной. Этот же принцип применим в практике боевого искусства тай-цзи: уступив силе соперника, мастер вскоре станет намного сильнее его, поскольку будет контролировать его потенциал, то есть использовать его силу так, как будто она принадлежит ему.

сумеет осуществить прорыв и открыть замок и, соответственно, новый путь.

Прорыв — это вовсе не автоматический результат накопления опыта на каком-то одном уровне. Разумеется, годы практики дают человеку более гладкую технику тай-цзи, однако исполнение ее так и остается внешним. Для прорыва в тай-цзи требуются внутренняя концентрация и перемены, поскольку прорыв — это не улучшение уже существующей техники, а своего рода мощный прыжок на новую арену творчества, ставший возможным благодаря осознанию какой-либо фундаментальной концепции.

Четко сформулированная цель помогает человеку, занимающемуся тай-цзи, сфокусировать свою волю и укрепить веру в свой потенциал. Поэтому мастера боевого тай-цзи рекомендуют своим ученикам фокусировать внимание на чем-то, чего они действительно хотят, а не на том, что просто красиво звучит.

Те, кто не желают останавливаться на достигнутом, а мечтают двигаться вперед, должны настойчиво искать ключи к дальнейшему прогрессу. Но как можно избежать ловушки искушения остановиться на достигнутом, вместо того чтобы поставить перед собой новую высокую цель — прорваться к следующей стадии? Для начала каждому тренирующемуся необходимо всерьез подумать о том, зачем он занимается тай-цзи и какую цель поможет ему достичь практика, то есть какова его личная цель. И что случится, когда в один прекрасный день он достигнет мастерства?

Человеку, отдающему все свое время и силы занятиям тай-цзи, следует четко сформулировать свои цели, причем эта формулировка должна быть точной, поскольку даже красиво звучащие расплывчатые цели не будут ни вдохновлять его на применение эффективных средств для их реализации, ни фокусировать его энергию.

Формулировка цели должна звучать так, чтобы она отражала волю человека совершить реальный прогресс и прорыв. Например, вместо «Я хочу быть здоровым и сильным» можно сформулировать цель так: «Ровно через полгода я буду весить на 10 кг меньше и избавлюсь от одышки», а вместо «Я хочу уметь защитить себя от атаки противника» — «Через 2 года я в совершенстве овладею техникой спарринга в тай-цзи».

Настоящая цель должна манить человека и придавать ему силу. Четко сформулированная цель притягивает к человеку жизненную энергию, которая будет работать только на победу и отталкивать все, что станет отвлекать тренирующегося. Как только у человека появится такая цель, он сразу же научится различать то, что помогает ее достижению, и то, что уводит его энергию в сторону, то есть направляет в другое русло.

Если человек желает прорваться в следующую стадию, он никогда не должен останавливаться на достигнутом. Добившись своей цели, надо заглянуть выше и дальше ее. Только в этом случае возможно совершить прорыв.

Но где же найти тот заветный ключ, открывающий дверь на пути к прорыву? Ответ прост: если человек действительно жаждет прорыва, то этот ключ он сможет найти под толщей самого обычного житейского опыта. Но здесь есть одно но: чтобы распознать, что найденный ключ на самом деле подходит к двери, ведущей на новую стадию, надо обладать хорошей интуицией, а значит, постоянно развивать ее. Хотя одной интуиции не всегда бывает достаточно. Большинство мастеров, достигших прорыва, советуют глубоко задуматься о тех вещах, которые другие люди принимают как само собой разумеющееся, поскольку бездумное принятие мнений других людей может навсегда блокировать прогресс.

Есть еще один способ поиска ключа к прорыву — это связать как можно больше событий из своей повседневной жизни и своего понимания происходящего с практикой тай-цзи. Проще говоря, надо постоянно спрашивать себя: «Насколько это связано с тай-цзи?». Кроме того, желательно отводить некоторое время чтению классических трактатов по тай-цзи и ознакомлению с легендами о жизни великих мастеров. Разумеется, все идеи, почерпнутые из книг или из рассказов учителя, необходимо анализировать самостоятельно и стараться усваивать их в своей личной практике.

Теперь попробуем разобраться на конкретном примере, как можно осуществить прорыв, то есть перейти от одной стадии к другой. Например, человек, усовершенствовав метод рук, хочет освоить метод туловища. Что ему нужно делать? Поскольку правило метода рук звучит как отработка техники упражнений до тех пор, пока они не будут выполняться плавно и мощно, то человеку, цель которого — перейти к следующей стадии, нужно принять более высокую концепцию: совсем не двигать руками. Другими словами, чтобы заставить свои руки принять те положения, которые практиковались в методе рук, надо научиться правильным движениям тела, которое будет являться механизмом, приводящим в движение конечности.

Великий мастер тай-цзи Чжан Саньфэн писал, что «тай-цзи изучается по движению Солнца и Луны». В своем трактате Чжан Саньфэн рассказывал, что наблюдал движения светил и связывал их со своей жизнью. Несведущему в тай-цзи человеку очень трудно понять, как могут быть взаимосвязаны такие вещи. Однако, если посмотреть на восход молодого месяца, можно заметить аналогию, которую увидел мастер: ладонь человека — это инь, а тыльная сторона кисти руки — ян. Когда кисть поворачивается, возникает полумесяц. И так как у человека две руки, они соответствуют друг другу по типу отношений между Солнцем и Луной.

Например, какое движение надо совершить корпусом, чтобы ладони развернулись и обратились в стороны, если человек стоит прямо, опустив руки ладонями назад? Для этого в методе туловища существует техника опускания тела с использованием приемов дыхания и внутреннего движения. Не только освоив, но и поняв ее, человек приблизится на один шаг к двери, ведущей к прорыву.

Если от метода рук к методу туловища мастер переходит, уменьшая движение рук и увеличивая движение туловища, то, чтобы перейти от метода туловища к методу сознания, ему необходимо уменьшить движение туловища и повысить активность своего сознания. В методе туловища тело человека ведет руки. И невольно возникает вопрос: так что же тогда ведет его тело? Как в древних трактатах по тай-цзи, так и в пособиях современных мастеров написано, что тело человека ведет сознание, и проявляется это в его глазах.

Усвоив это, даже на первых этапах освоения тай-цзи можно начать развивать отдельные элементы метода сознания. Известно, что когда мозг человека дает команду сделать движение рукой, зрение всегда лидирует, несколько опережая это движение. То же самое происходит, когда мы, например, читаем вслух: глаза сначала считывают текст, опережая тем самым голос. А если взгляд сфокусирован на том слове, которое человек произносит в текущий момент, то он меньше понимает смысл прочитанного и его голос теряет нужное выражение. Так же и в тай-цзи: если взгляд сфокусирован на руке, то сознание будет следовать за рукой, и она будет вести движение. Когда же взгляд мастера немного забегает вперед по отношению к руке, то рука уже следует энергии сознания, а сознание, в свою очередь, «учится» у руки, как эффективно совершить то или иное действие.

Конфуций говорил, что «каждое явление имеет свои причины и следствия; каждое событие имеет свое начало и завершение. Если знаешь, что первично, а что вторично, твои действия могут быть близки к дао». Его слова имеют отношение к одной из важнейших концепций, связанных с прорывом. Начиная изучать тай-цзи, человек не имеет никакой базы. И если на этом этапе он мечтает только о том, чтобы отработать хотя бы простые формы тай-цзи, а освоив их, говорит: «Я разобрался, я готов к прорыву», — он никогда не достигнет прорыва, потому что не знаком с процессом его развития.

Стоит отметить, что некоторых практикующих боевое тай-цзи и стремящихся к прорыву уводит в сторону вера в то, что их учитель является единственным наставником. Таким образом, идя по одному выбранному для них их учителем пути, они упускают из виду принцип перемен. Говоря проще, человек, пришедший к мастеру обучиться тай-цзи, пришел для того, чтобы получить определенные личные уроки, которые ему не мог преподать никто другой. Но если он, следуя этим урокам, не желает прислушиваться к своей интуиции или же заниматься самостоятельно, ища другие пути познания тай-цзи, то тем самым он отталкивает от себя ключи к своему собственному прорыву.

Корректная практика тай-цзи — это регулярные тренировки под руководством опытного учителя, а длительная практика — это постоянная и непрерывная работа над самосовершенствованием.

Великие мастера тай-цзи постоянно напоминают своим ученикам о том, что они должны быть открыты для уроков, которые таятся во всем, что попадается на их жизненном пути, и не должны бояться изменить свою практику, изучить другой стиль или внедрить новые идеи в стиль учителя. Ведь, когда тренирующийся изменяется, меняется и его исполнение упражнений, и наоборот. Разумеется, специалисты по тай-цзи не проповедуют своим ученикам совершать перемены ради самих перемен и вовсе не агитируют их глобально изменять движения традиционных форм, поскольку стандартные формы в рамках главных стилей отработаны великими мастерами и максимально действенны в спарринге.

Ведущие инструкторы советуют своим ученикам лишь использовать эти формы как личную арену для проверки классических законов философии тай-цзи. Изменяться акцентирование в самих формах может только в том случае, если не нарушаются их общие принципы, которые подразумевают широкую интерпретацию и даже требуют, чтобы человек творчески экспериментировал с движением и энергией в своих поисках прорыва на высшие уровни мастерства.

Комплекс упражнений для начинающих заниматься боевым искусством тай-цзи

Прежде чем начать работу над этим комплексом, рекомендуется освоить оздоровительные упражнения, а также вышеприведенные формы тай-цзи.

Регулярное выполнение данного комплекса увеличит количество энергии и выносливость и поможет в дальнейшем освоении боевого тай-цзи в спарринге. Стоит отметить, что если тренирующийся занимается тай-цзи исключительно для поддержания хорошего самочувствия, то ему достаточно отводить выполнению этого комплекса 10–15 минут в день. Если же человек решил всерьез заняться боевым тай-цзи, то выполнять упражнения следует в течение 30–40 минут.

Общие рекомендации

Прежде чем приступить к освоению комплекса, необходимо внимательно прочитать нижеприведенные рекомендации и во время тренировок строго им следовать:

— упражнения на растяжку надо выполнять на выдохе, с максимальным вложением внутренней силы;

— пальцы ног должны крепко упираться в пол;

— при работе с кулаками пальцы рук надо крепко сжимать;

— используя внутреннюю силу, следует слегка сжать зубы и широко открыть глаза;

— непосредственно перед выполнением упражнений нужно провести разминку, включающую движения на растяжку или небольшой комплекс упражнений для начинающих;

— каждое упражнение начинается с исходного положения, так называемой позы всадника: стоя, ноги шире плеч и слегка согнуты в коленях, ступни параллельны друг другу, ру-

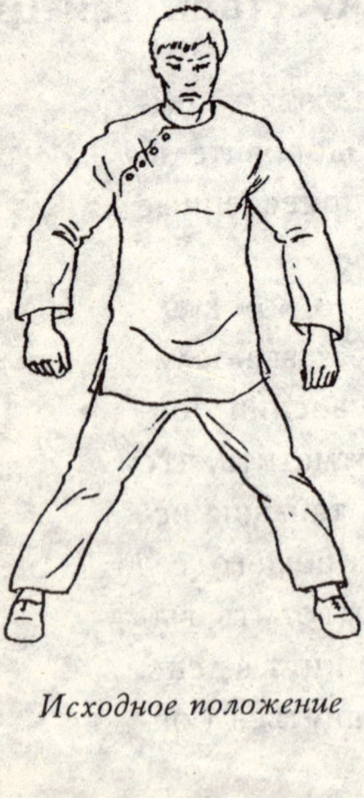

Исходное положение

ки опущены вдоль туловища, несколько разведены и немного согнуты в локтях, кисти висят.

Упражнение 1. «Поднять землю»

1. Принять исходное положение.

2. Поднять руки над головой, затем опустить их перед собой, прижимая к полу.

3. Развернуть руки тыльной стороной наружу и сжать кулаки.

4. Присесть и дотронуться сжатыми кулаками до пола.

5. Не разгибая ноги в коленях, слегка приподняться, отрывая кулаки от пола, поднимая их до уровня груди. При этом руки сгибаются в локтевых суставах.

6. Используя внутреннюю силу при небольшом внешнем усилии, выпрямить руки над головой и одновременно присесть.

7. Медленно разогнуть колени, встать прямо и опустить руки в исходное положение.

8. Повторить упражнение 10–18 раз.

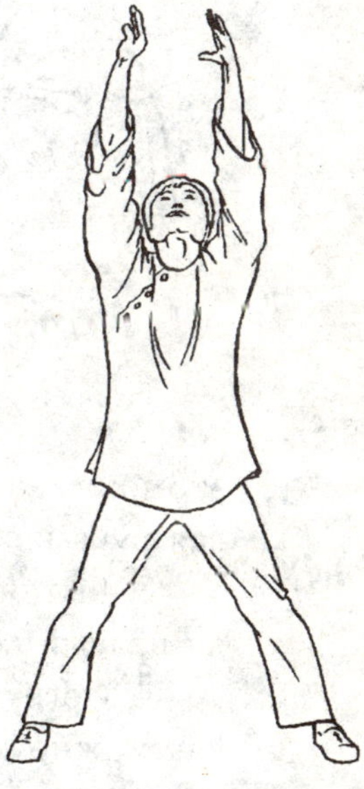

Упражнение 1

Упражнение 2. «Натянуть тетиву лука»

1. Принять исходное положение.

2. Скрестить руки на уровне пупка, затем поднять их перед собой до уровня груди. При

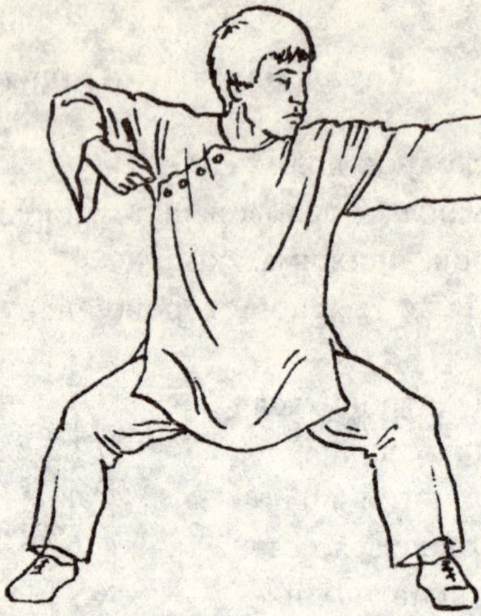

Упражнение 2

этом кулаки сжаты, предплечья скрещены, правая рука находится сверху над левой.

3. Вытянуть левую руку перед собой, отводя правый локоть назад.

4. Согнуть колени и с силой развести руки как можно дальше, как будто натягивая тетиву лука, сидя верхом на лошади.

5. Описав полукруг правой рукой, развести руки в стороны.

6. Опустить руки, расслабиться и встать прямо.

7. Выполнить движения в другую сторону, как бы натягивая тетиву лука правой рукой.

8. Повторить вышеописанное упражнение 10–18 раз.

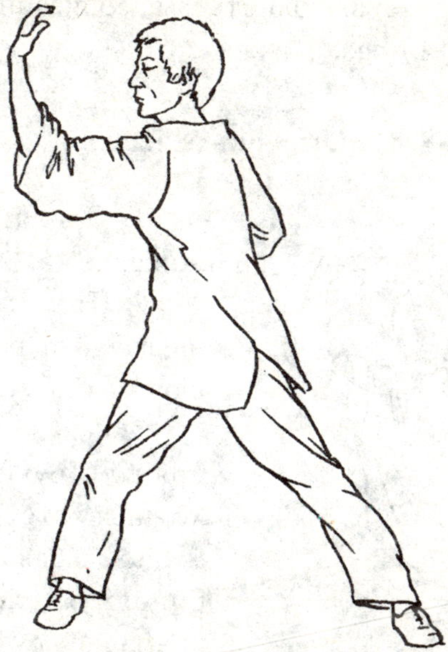

Упражнение 3

Упражнение 3. «Поднять одну руку»

1. Принять исходное положение.

2. Поднять левую руку ладонью к себе.

3. Повернуть корпус вправо, сгибая правое колено и выпрямляя левое.

4. Наклоняясь вниз, сделать движение левой рукой по большой дуге.

5. Продолжая предыдущее движение, выпрямиться и поднять левую руку до уровня лица.

6. Повернуть голову влево, развести руки. При этом левая рука обращена ладонью вверх, а правая — ладонью вниз.

7. Вернуться в исходное положение и повторить упражнение в другую сторону.

8. Выполнить вышеописанное упражнение 8–14 раз.

Упражнение 4. «Оглянуться назад»

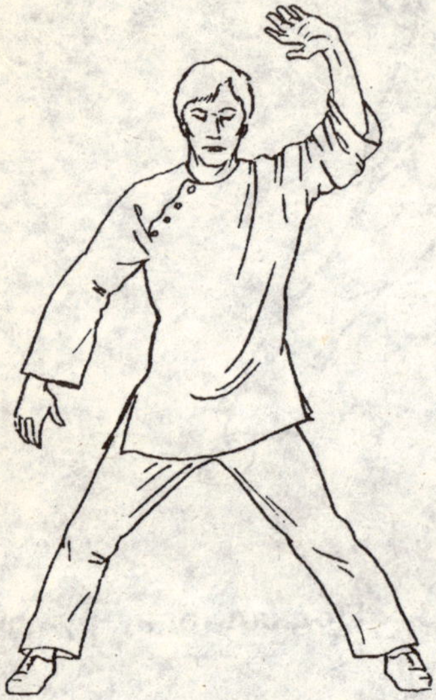

Упражнение 4

1. Принять исходное положение.

2. Поднять руки до уровня груди и развернуть верхнюю часть туловища вправо.

3. Резким движением выпрямить руки в противоположные стороны, одновременно сгибая правое колено и выпрямляя левое. При выпрямлении рук взгляд направлен на левую пятку.

4. Опустить руки и вернуться в исходное положение.

5. Повторить вышеописанные движения в другую сторону.

6. Выполнить упражнение 8–14 раз.

Упражнение 5. «Скакать на лошади»

1. Принять исходное положение.

2. Поднять руки в стороны ладонями вверх. При этом прямые ноги широко расставлены.

3. Надавливая руками вниз, присесть как можно ниже, перенеся центр тяжести тела на носки.

4. Повторить вышеописанное упражнение 14–26 раз.

«Толкающие руки»

Для того чтобы освоить боевые приемы тай-цзи, недостаточно регулярно выполнять упражнения, развивающие силу и выносливость. Помимо этого, необходимо уметь работать с напарником и научиться чувствовать его намерения.

Ведущими мастерами тай-цзи разработана форма «толкающие руки», которая скорее представляет собой своеобразную игру. Причем вариантов этой игры существует довольно много. Ниже приведены лишь самые простые из них.

Работая с партнером, надо двигаться медленно и равномерно, вперед — с выдохом, назад — со вдохом. При этом отступать следует без сопротивления, а наступать, начиная движения с отставленной назад ноги.

Выполняя парные упражнения, следует помнить, что партнера ни в коем случае нельзя рассматривать как противника, поскольку в форме «толкающие руки» он является просто напарником, с помощью которого строится целостный круг инь-ян (наступление — ян, отступление — инь).

Парные упражнения не только развивают чувствительность и внимание, но и укрепляют позвоночник, мышцы спины, придают силу ногам, делают подвижными бедра и оказывают массирующее воздействие на внутренние органы.

Вариант 1. Партнеры делают шаг вперед правой ногой, ставя стопы рядом, но не тесно друг к другу. Правые руки касаются друг друга внешней стороной запястья. Локти согнуты и висят свободно, плечи расслаблены и слегка опущены. Левые руки свободно свисают. Один из партнеров держит центр тяжести тела на левой ноге, другой — на правой.

Поскольку в процессе выполнения парных упражнений идет активный обмен энергией между партнерами, рекомендуется заниматься тай-цзи с приятным напарником (напарницей), а от тренировок с несимпатичным человеком лучше отказаться.

Напарники движутся вперед и назад, перенося вес тела с ноги на ногу и при этом не меняя высоты корпуса. При этом отступающий партнер является ведущим: он старается оторваться, сохраняя медлительность движений. Наступающий же стремится его атаковать.

При этом контакт запястий должен быть очень легким, а свое внимание партнерам следует сосредоточить на точке контакта. Как правило, уже по прошествии 10–15 минут таких движений партнеры начинают чувствовать намерения друг друга, легко предугадывая, в какой момент напарник начнет движение и как при этом он будет двигаться.

Вариант 2. Кисти партнеров движутся по горизонтальному кругу. Аналогично движутся и их корпуса: центр тяжести тела переносится то на выставленную вперед ногу, то на отставленную назад. Контактирующие руки при движении вперед несколько вытягиваются, а при отступлении поджимаются.

При наступлении внешнее ребро ладони постоянно направлено на грудную клетку партнера. Ступни при движении от пола не отрываются. Напарники внимательно следят друг за другом, периодически проверяя намерения партнера слабым толчком или нажимом руки.

Вариант 3. Кисти партнеров движутся по вертикальному кругу, высшая точка которого находится на уровне шеи. Движения те же, что и в предыдущем варианте: вперед-назад, слегка разворачивая корпус.

Вариант 4. Кисти напарников движутся по произвольным плавным кругам без углов. Руки иногда касаются друг друга внешней стороной запястья. Движения медленные и плавные.

Медитация

В боевом тай-цзи большое место отводится медитации. Многочисленные исследования врачей и мастеров боевых искусств позволили выявить ряд положительных влияний медитативных систем на организм человека, причем даже у тех адептов, которые, по мнению строгих наставников, были далеки от просветления и прорыва.

Регулярные медитативные упражнения способствуют формированию целостного характера человека, когда сознание и подсознание сливаются воедино, снимают дилемму поиска решения и проблематику выбора, что немаловажно для людей, посвятивших свою жизнь освоению боевого искусства и стремящихся к прорыву на новый его уровень.

Известный мастер Ван Сячжая, живший в XIX веке, писал о единстве физической и духовной основ в человеке следующее: «Если стремишься с помощью физических упражнений постичь духовное, то существуют формы духовного. Духовное само по себе является формой жизни, а внешняя форма меняется за духовным. Только физические упражнения в сочетании с психическими могут принести нужный эффект, в этом случае говорят: «Сила рождается, ци действует».

Представим себе мастера тай-цзи, который в решительную минуту поединка начинает размышлять о том, какую технику применить против действий соперника или как ответить на то или иное его движение. В драке без правил такие размышления могут стать для бойца последними.

Специальная медитативная тренировка, снимая дуализм размышления, помогает человеку в одно мгновение интуитивно сделать единственно верный шаг. В тай-цзи это называется «почувствовать и опередить», то есть, уловив элементы движения соперника, встретить его своим опережающим действием. Однако при этом надо еще уметь отличить реальное движение противника от его имитации, от ложного выпада.

Именно регулярные медитативные упражнения, помогающие сконцентрироваться и собрать воедино все духовные и физические силы, и позволяют великим мастерам демонстрировать так удивляющие непосвященных феноменальные навыки владения своим телом.

Содержание

Практическое издание
Серия «Восток — дело тонкое»

Нестерова Дарья Владимировна

ТАЙ-ЦЗИ — ПУТЬ К СОВЕРШЕНСТВУ:
СИСТЕМА ОЗДОРОВЛЕНИЯ
И БОЕВОГО ИСКУССТВА

Генеральный директор издательства *С. М. Макаренков*

Редактор *О. Г. Рогов*
Художественное оформление: *Е. Е. Васильев*
Художник: *Е. В. Романенко*
Компьютерная верстка: *А. В. Дроздин*
Технический редактор *Е. А. Крылова*
Корректоры *О. Н. Трюхан, М. А. Елисеева*

Издание подготовлено при участии ЛА «Софит-Принт»

Подписано в печать с готовых диапозитивов 04.08.2004 г.
Формат 84x108/32. Гарнитура «Мысль»
Печ. л. 6,0. Тираж 7000 экз.
Заказ № 4058

Адрес электронной почты: info@ripol.ru
Сайт в Интернете: www.ripol.ru

ООО «ИД «РИПОЛ классик»
107140, Москва, Краснопрудная ул., д. 22а, стр. 1
Изд. лиц. № 04620 от 24.04.2001 г.

Отпечатано с готовых диапозитивов во ФГУП ИПК
«Ульяновский Дом печати». 432980, г. Ульяновск, ул. Гончарова, 14